本书由中国医学科学院中央级公益性科研院所
基本科研业务费专项资金资助，项目号2021-JKCS-026

认知症照护跨学科 实践指南

● 陈虹霖　尹　又　主编

复旦大学 出版社

编　委　会

主编简介

陈虹霖 东芬兰大学社会福祉科技研究中心创始人,东芬兰大学社会科学学院老年社会工作教授,博士生导师;福布莱特高级访问学者。曾任复旦大学社会发展与公共政策学院社会工作学系教授、博士生导师。兼任中国老年保健协会老年福祉科技专业委员会委员、上海市预防医学会社会医学专委会委员。主要研究领域为老年照料、认知障碍干预及智慧养老。

尹 又 海军军医大学第二附属医院(上海长征医院)神经内科副主任,主任医师,教授,博士生导师。中华医学会心身医学分会老年心身医学协作学组副组长,中国老年医学学会认知障碍分会常委,中国医疗保健国际交流促进会神经病学分会常委,上海市医学会神经内科专科分会青年副主任委员、痴呆与认知功能障碍学组副组长,上海市医学会神经内科专科分会委员,上海市医师协会神经内科医师分会委员。

副主编简介

　　王　红　上海健康医学院康复学院党总支书记、副院长，副教授，硕士生导师。中国康复医学会科学普及工作委员会副主委，中国康复医学会康复医学教育专业委员会常委，阿尔茨海默病防治协会理事，中国老年学和老年医学学会运动健康科学分会常委，长三角康复治疗师联合体副会长，上海市康复医学会康复教育专委会副主委，上海市康复医学会物理治疗师专委会副主委，上海市医学会物理医学与康复学专科分会委员等职。主要从事老年认知与运动功能的康复研究。

　　费才莲　海军军医大学第二附属医院（上海长征医院）神经内科护士长，副主任护师，本科生导师。上海市心理学会护理心理学专业委员会委员。兼任上海杉达护理学院本科生成人护理学授课老师。曾先后获军队科学技术进步奖三等奖、上海护理科技奖四等奖各 1 项，曾获中华护理课题三等奖。

　　袁易卿　复旦大学社会发展与公共政策学院社会工作系博士生。纽约大学社会工作硕士、华东理工大学劳动与社会保障学士。曾任上海公益社工师事务所家庭社工、华东理工大学国际社工学院研究助理。主要研究领域为健康的社会决定因素、疾病相关的污名等。

序

老龄化社会的到来标志着文明的进步,同时也为疾病照护带来挑战。认知症是一种隐匿且进行性退行性的神经系统疾病,随着我国人口老龄化的持续增长,认知症的发病率呈上升趋势,凸显出对于全面、跨学科的护理方法的迫切需要。

作为养老行业的一员,我们深感责任驱使。针对这一迫切需求,三年前我们联合医疗、护理、康复、社区及居家照料等行业专家,商议推出《认知症照护跨学科实践指南》。这本手册是一项合作成果,旨在帮助患者及其家人应对与认知症相关的挑战,为日常照护和家属赋能提供实用通俗的方法和技巧。手册分为四个部分,由医学、康复、护理、照护方面的常见疑难问题组成,所有的问题都来自我们团队在老年照护长期实践中收集的患者、家属、照料者的相关疑惑。再由专家团队集体研判,通案讨论,给出相应建议和处理方法。

手册的医学部分深入探讨疾病定义、诊断标准、诊断程序、早期症状、常规筛查、危险因素以及预防和治疗措施。护理部分提供了有关阿尔茨海默病患者的饮食注意事项、药物管理和合并症处理的见解,希望为患者日常生活和治疗过程提供实际帮助。康复部分则阐述了轻度认知障碍的定义、评估、可融入日常生活的康复训练以及针对老年人潜在心理问题的康复治疗策略。社区居家照护部分主要聚焦生活场景中对于认知障碍长者的日常照料,倡导"优势视角、案主为中心、以人为本、个别化"等基本原则,从长者的行为和情绪以及日常生活能力等方面的困扰来总结和分析,探讨如何进行更有利于长者及照料者的应对方案。同时,手册针对与认知症进行抗争的重要力量——

"照料者"群体遇到的常见问题，包括对照护关系、照护技巧、自身身心健康的关注等疑难问题，归纳出操作可行的应对技巧。

这本手册主要面对患者以及照护者，以方便他们参照。我们深知这些方法还需要在不断的实践中总结完善，也真诚希望这些建议和方法能为认知障碍长者和照料者在与疾病共舞的日子里带来有温度的生活。

卜江勇

2024 年 5 月 31 日

前　言

　　《认知症照护跨学科实践指南》（以下简称《指南》）编写团队集结了医学、护理、康复以及社区照护领域的专家，结合在养老行业深耕多年的服务机构的临床经验和实践智慧，与认知症患者、家属、专业照料人士，共同打造了这本实用操作指南。

　　《指南》结合了疾病应对过程中的操作性疑点和困惑，详细介绍了认知症的医学诊断、日常照护的策略、康复方法，以及整合身-心-社多方面的照护支持策略，覆盖了从疾病的防治、早期识别、干预、照护以及综合管理的诸多关键环节。具体来说，包括针对性地讨论医学上认知症的定义和诊断流程以及早期识别的技术；护理方面则重点介绍了患者在饮食、用药以及并发症处理等方面的常见问题和解决方法；康复方面探讨了如何将评估和训练融入患者的日常生活，提供对应的患者心理健康问题的解决策略；照护部分则专注于实际生活中的困惑和难点，推行如何在社区和居家环境中以患者为中心的照护原则，并提供针对患者及照护者情绪、行为及技能的支持。

　　为了使本手册更加实用，《指南》在目录页列出了医疗、康复、护理、照料四个主要板块的详细疑问和指引，相关的疑问和难点都来自团队对于患者、照料者以及专业从业人员的现场采集；目录页中的问题都采用关键词作为小标题，力争将具体疑难问题原始呈现，以使读者能快速检索，找到关心问题的解决方案。同时我们提醒读者，认知障碍患者的护理是多学科、多面向的复杂任务，其照护方案并非整齐划一，具体采用何种应对疑难问题的方案还须依据患者以及家庭的具体情况而定。因此，建议照护者针对类似的问题跨篇章阅读，并综合运用各学科知识，在实践中情境性地、灵活地提供个性化的照护。

例如，针对认知障碍照料中"挫败感"的常见来源及应对这个问题，可以参见以下篇目寻找合适的解决方案。

首先，护理篇第25题和康复篇第27题均提出了当长者因为畏难而想放弃做家务时，照护者可以采用的一些如鼓励、循序渐进地训练、适当帮助等原则。其次，照料篇8题以烧饭为场景，指出"任何有机会维持或保留长者尚有的能力都是值得努力尝试的日常干预方法"。康复篇第28题和照料篇第20题中指出可以通过解释、调整训练方式和项目等途径，寻找最适合长者的照料和训练方案。另外，康复篇第25题和第26题分别以穿衣和手指操训练为例，说明照护者在对认知障碍患者日常的照料和训练中，可以通过对精细动作的分解，帮助长者尽可能地维持自有能力。通过展示一个基础动作的实现需要各方面功能的配合协调，照护者还需要理解这对于长者而言确实是一种挑战。所以，照护者既要体谅和理解长者的困难，又要兼顾长者现有功能的保存，在照护中调整或寻找更适合长者的照护方法，而不是直接放弃训练。

再比如，针对认知障碍患者的"抗拒行为"的典型表现及处理这一问题，可以翻阅以下篇目。

康复篇第24题和医疗篇第14题均提及了长者否认病情、拒诊的问题，问题产生的原因可能源自疾病本身，也可能是自身对疾病的病耻感，因此具体的应对方式也有所不同。护理篇第9题、照料篇第6题是针对长者拒绝吃药的问题。这一问题的解决方法是要通过不同的方式，与长者建立信任，让长者相信照护者是来提供帮助的。并且，照护者可以巧妙运用用各种技巧（如将药物与食物融合、转移注意力等），确保长者按时按量用药。照料篇第7题主要介绍的是关于长者拒绝吃饭的问题，建议照护者在处理时需要考虑长者是否为吞咽困难，或是否存在进食障碍，抑或是否有口腔内的问题等。照料篇第5题以沐浴为例示范了当长者拒绝个人护理时，照护者如何通过了解其习惯和偏好、营造长者熟悉的环境、将动作步骤分解示范，从而使长者理解情境、放下对抗、配合护理。护理篇第31题整体回应了社会环境中对认知障碍患者和照护者的歧视和偏见,并提出了改善社会环境、倡导支持尊重和增强自我价值的方法和建议。

综上所述,本《指南》提供了认知障碍照料中诸多疑难问题的解决思路和多学科的综合要点。我们希望这本手册不仅是一本参考书,更是一个实践操作指南,能够伴随患者和照护者在与疾病的斗争中不断寻找到支持方法与解决问题的力量。我们期待更多的同行者携手而行,总结智慧,为认知障碍照护的持续赋能贡献真知。

编 者

2024 年 5 月 1 日

护理篇

照料篇

综合篇

附件

医疗篇

概览：老年痴呆症（医学疾病名，也称阿尔茨海默病）是一种起病隐匿、逐步发展的神经系统退行性疾病。随着我国人口老龄化程度的加深，老年痴呆症患病率逐渐上升，这给患者及其家庭带来了沉重的心理压力和经济负担。本篇内容从疾病定义、诊断标准、诊断流程、常见前期症状、常规筛查项目、风险因素、预防及治疗措施等方面对疾病进行介绍，同时也对老年痴呆症患者的饮食、配药、合并症处理等相关问题进行说明，希望可以给患者及其家属在生活和诊疗过程中提供实际帮助。

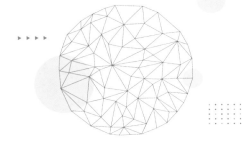

一、认知症的识别和诊疗

1. 阿尔茨海默病、老年痴呆、认知障碍的区别

认知障碍、记忆障碍、痴呆症、老年痴呆、阿尔茨海默病有哪些不同?

认知是人类接收来自外界的信息,经过加工处理和转换,转化成心理活动并应用知识的过程。它包括记忆、语言、视空间功能、抽象思维和计算力等方面。

认知障碍(cognitive disorder)又称为认知症,指一个人的认知功能中有两项或两项以上出现受损,且对其日常生活或社交能力产生影响。

记忆障碍(memory disorders)指由于病理生理或情境因素,个体可能会发生永久或暂时的记忆障碍,表现为无法记忆或回忆信息或技能的状态。记忆障碍分为遗忘、记忆减弱、记忆增强和记忆错误。

痴呆症(dementia)是一种以获得性认知功能损害为核心,并导致患者日常生活能力、社会交往能力、学习能力和工作能力显著减退的综合征。患者的认知功能损害涉及记忆、语言、视空间功能、抽象思维和计算力等能力,在病程某一阶段常伴有精神、行为和人格异常。最常见的痴呆症种类是老年痴呆症。

老年痴呆症是一种起病隐匿的逐步进展的神经系统退行性疾病。主要以阿尔茨海默病(Alzheimer disease,AD)最常见,占老年痴呆的50%~70%;其次是血管性痴呆;再次是混合型痴呆,如路易体痴呆。

阿尔茨海默病是一种中枢神经系统退行性疾病,主要发生于老年期和老年前期(老年期为 60 岁及以上,老年前期为 45～59 岁),其特征为进行性的认知功能受损和行为障碍。其临床表现主要为记忆障碍、语言障碍、功能障碍、认识障碍、视觉空间能力受损、计算力下降等,最终会出现人格和行为的改变。

由上述各疾病定义可知,认知障碍即认知症是此类疾病中概念最大的,包括记忆障碍和痴呆症,痴呆症又包括老年痴呆,阿尔茨海默病是老年痴呆中发生率最高的,但目前常用阿尔茨海默病代指老年痴呆。有关各类疾病的概念范围可见图 1-1。

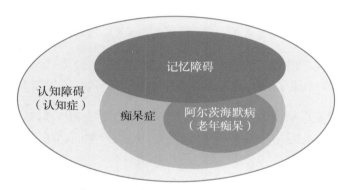

图 1-1　阿尔茨海默病及其相近概念

2. 疾病的风险因素

阿尔茨海默病的风险因素有哪些?

了解阿尔茨海默病的风险因素有利于采取针对性的预防措施。阿尔茨海默病的风险因素有很多,可分为以下 4 类。

(1) 人口学因素

高龄、低文化水平是轻度认知障碍和痴呆的风险因素,高教育程度是保护因素。

(2) 遗传因素

阿尔茨海默病具有一定的遗传性,患者近亲的发病率高于普通人群,10%～15% 的患者有明显的家族史,目前已经发现多个基因(APP、$PS1$ 或 $PS2$)与痴呆发病相关。

（3）血管因素

如高血压、糖尿病和高血脂等。

（4）生活习性

高脂饮食、病态肥胖是痴呆的风险因素,规律运动和脑力活动是保护因素。

可见,风险因素分为可治疗或调整的因素(如血管因素和生活习惯)和不可治疗的因素(如年龄、性别和遗传等)。我们可以根据不同年龄阶段,积极治疗或调整可干预的风险因素,预防或延缓阿尔茨海默病的发生、发展。

3. 预警症状

哪些症状是阿尔茨海默病的预警表现?

在判断是否为阿尔茨海默病时,首先,对于认知障碍的病理、生理过程,可以从以下几个方面来进行疾病辨别:①排除可能引起认知功能障碍的血管性、创伤性或医源性因素;②通过长期纵向随访的连续病情发展证据来确认认知功能的持续下降;③了解是否存在与阿尔茨海默病遗传因素相关的个人病史。

对于符合认知障碍预警的临床表现,应当从以下几个角度来观察:①根据患者或其知情者、医生的主观描述来发现认知功能的改变;②观察一个或多个认知领域受损的客观证据,特别是记忆障碍;③确保患者的日常生活能力基本正常;④确保尚未达到认知功能障碍的标准。

在日常生活中,常见的表现如下。

1）记忆障碍:经常忘事,特别是最近发生的事情。

2）失语:忘记简单的词语,话语难被人理解。

3）失用:身体不协调,身体特别是手失去部分功能,精细动作变得迟钝。做先前熟悉的事(如做饭、炒菜等)有困难。

4）失认:慢慢忘记一些常用物品的名称,最后连亲人也会忘记。

5）视空间功能障碍:记不起当天日期,在熟悉的街道上迷路等。

6）抽象思维和计算力损害:忘记数字,甚至不知道数字的意义等。

7）情绪、行为改变:情绪快速变化,喜怒无常。

8）性格改变:脾气古怪、多疑或对家人过分依赖。

4. 就诊时的常规检查

阿尔茨海默病患者就诊时需完善的常规检查项目有哪些?

针对阿尔茨海默病患者,医生会认真完善病史采集、体格检查、辅助检查等有效诊疗手段。

(1)对老人及其亲属详细的病史询问

现病史包括 4 个方面,即认知障碍、日常和社会功能、伴随症状、诊疗经过;既往史及个人史包括有无罹患可能导致认知障碍的疾病,如脑血管疾病、帕金森病、癫痫、头部外伤等;家族史包括有无患认知障碍的家属。

(2)全面的体格检查

包括一般查体和神经系统查体。一般检查是体格检查的第 1 步,用于对被检查者全身健康状况的概括性观察。其内容涵盖了性别、年龄、体温、呼吸、脉搏、血压、发育、营养、面容表情、体位、姿势、步态等多个方面。神经系统查体包括意识、认知、情感、脑神经检查、运动神经检查、感觉神经检查等。

(3)辅助检查

专业神经心理检测(可参考附录 1　日常生活能力量表,附录 2　简明精神状态检查量表等)、血液检查、影像学和电生理检查。

5. 检查报告中的预警提示

在常规检查中,哪些结果提示可能患有阿尔茨海默病?

在询问老人及其家属排除器质性疾病的前提下,老人年龄偏大,出现记忆力减退、遗忘东西、看到物品忘记名字、处理简单问题感觉难,严重者出现生活不能自理。

检查老人的反射能力变差,从椅子上起立并习惯性地在房间徘徊,以及肌肉的张力和强度变强,感觉感应迟钝。

在阿尔茨海默病患者的影像学检查中,会出现一些特异性的表现来提示此病,医生需要结合病史和体格检查,综合诊断。

影像学 CT 检查见脑萎缩、脑室扩大(图 1 - 2 箭头位置处);头颅 MRI 检查显示的双侧颞叶海马萎缩。SPECT 灌注成像和氟脱氧葡萄糖 PET 可见顶叶、颞叶和额叶,尤其是双侧颞叶的海马区血流和代谢降低(图 1 - 3 箭头位置处)。使用各种配体的 PET 技术(如 PIB - PET、AV45 - PET)可见脑内的淀粉样蛋白沉积(图 1 - 4 箭头位置处)。

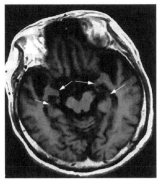 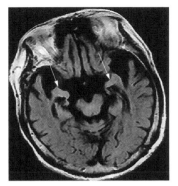

图 1-2　脑室扩大的 CT 影像　　　图 1-3　双侧颞叶海马萎缩的
　　　　　示例　　　　　　　　　　　　　　CT 影像示例

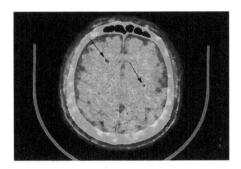

图 1-4　脑内的淀粉样蛋白沉积的 PET 示例

6. 医学确诊

医学上是如何诊断阿尔茨海默病的？有什么确诊标准吗？

阿尔茨海默病的临床诊断是根据患者及家属提供的详细病史、神经科查体和神经心理功能检查等多种因素综合得来。此外，血液学、CT 和 MRI 等检查也非常关键，可以用于排除其他导致痴呆的原因。临床诊断准确率在 85%～90%，但最终确诊还需要病理学检查的支持。阿尔茨海默病分为两个阶段：痴呆前阶段和痴呆阶段。

阿尔茨海默病痴呆阶段的临床诊断标准。

（1）很可能是阿尔茨海默病痴呆

1）核心临床标准：①符合痴呆诊断标准；②起病隐匿，症状在数月至数年中逐渐出现；③有明确的认知损害病史；④表现为遗忘综合征（学习和近记忆下降,伴 1 个或 1 个以上其他认知域损害)或者非遗忘综合征(有语言、视空间或执行功能三者之一损害,伴 1 个或 1 个以上其他认知域损害)。

2)排除标准:①伴有与认知障碍发生或恶化相关的卒中史,或存在多发或广泛脑梗死,或存在严重的脑白质病变;②有路易体痴呆的核心症状;③有额颞叶痴呆的显著特征;④有原发性进行性失语的显著性特征;⑤有其他引起进行性记忆和认知功能损害的神经系统疾病,或非神经系统疾病,或药物过量或滥用证据。

3)支持标准:①在以知情人提供和正规神经心理测验得到的信息为基础的评估中,发现进行性认知下降的证据;②通过基因检测,找到致病基因(*APP*、*PS1* 或 *PS2*)突变的证据。

(2)可能是阿尔茨海默病痴呆

有以下任一情况时,即可诊断。

1)非典型过程:符合很可能的阿尔茨海默病痴呆诊断标准中的第 1 条和第 4 条,但认知障碍突然发生,或病史不详,或认知进行性下降的客观证据不足。

2)满足阿尔茨海默病痴呆的所有核心临床标准,但具有以下证据:①伴有与认知障碍发生或恶化相关的卒中史,或存在多发或广泛脑梗死,或存在严重的脑白质病变;②有其他疾病引起的痴呆特征,或痴呆症状可用其他疾病和原因解释。

7. 病发阶段

阿尔茨海默病不同阶段的临床表现都有哪些?

阿尔茨海默病的发展(表 1 - 1)可分为痴呆前阶段和痴呆阶段。

表 1 - 1 阿尔茨海默病的临床全程

症状	正常人	阿尔茨海默病临床前期	阿尔茨海默病源性 MCI	轻度认知障碍	中度认知障碍	重度认知障碍
记忆障碍	正常	轻微记忆减退	记忆力轻度受损,学习和保存新知识的能力下降	近事记忆减退,常遗忘日常所做的事、常用的一些物品。随着病情的发展,可出现远期记忆减退,即遗忘发生已久的人、事、物	记忆障碍继续加重外,工作、学习新知识和社会接触能力减退,特别是原已掌握的知识和技巧出现明显的衰退	此期的患者各项症状在前一阶段的基础上逐渐加重

症状	正常人	阿尔茨海默病临床前期	阿尔茨海默病源性MCI	轻度认知障碍	中度认知障碍	重度认知障碍
失语、失用、失认					言语重复,还可出现失语、失用、失认等	
抽象思维和计算力损害					计算力下降,出现逻辑思维、综合分析能力减退	
视空间能力障碍				部分患者出现视空间功能障碍	明显的视空间功能障碍	
人格和行为改变				面对生疏和复杂的事物容易出现疲乏、焦虑和消极情绪,还会表现出人格方面的障碍,如不爱清洁、不修边幅、暴躁、易怒、自私多疑	患者常有较明显的行为和精神异常,性格内向的患者变得易激惹、兴奋欣快、言语增多,而原来性格外向的患者则可变得沉默寡言,对任何事情提不起兴趣,出现明显的人格改变	情感淡漠、哭笑无常、言语能力丧失,以致不能完成日常简单的生活事项,如穿衣、进食。终日无语而卧床,逐渐与外界(包括亲友)丧失接触能力。四肢出现僵硬或瘫痪,大便失禁

（1）痴呆前阶段

包括轻度认知功能障碍发生前期和轻度认知功能障碍期。轻度认知功能障碍发生前期指的是没有出现任何认知障碍的临床表现,或者仅仅出现极轻微的记忆力减退的情况。轻度认知功能障碍期是引起非痴呆性认知损害的多种原因中的一种,主要表现为记忆力轻度受损、学习和保存新知识的能力下降。此外,其他认知领域,如语言、视空间功能、抽象思维和计算力等也可出现轻度受损,但不会对基本的日常生活能力造成影响,未达到痴呆的程度。

（2）痴呆阶段

阿尔茨海默病的痴呆阶段是指传统意义上的阿尔茨海默病。在该阶段,患者的认知功能受损,导致日常生活能力下降,通常根据认知障碍的程度,可以分为轻度、中度和重度3个等级。

轻度痴呆的主要表现是记忆障碍,通常首先表现为近事记忆力减退,常常遗忘日常做过的事情和使用过的物品等。随着病情的发展,可能会出现远期记忆力减退,即遗忘很久以前的人、事、物。部分患者也会出现视空间功能障碍等问题。中度痴呆的患者除记忆力障碍持续加重外,还表现出工作、学习新知识和社会交往能力下降,甚至原本掌握的知识和技能也会衰退。这些患者的逻辑思维和综合分析能力也会受到影响,言语重复以及计算力下降等表现也是常见的。此外,中度痴呆也可能导致失语、失用、失认等问题,并可能合并癫痫、帕金森病等疾病。重度痴呆的患者除上述症状以外,也可能出现情感淡漠、言语能力丧失等问题,而最终可能导致患者无法完成基本的生活自理,包括穿衣、进食等。患者可能会与外界失去联系,全身僵硬或瘫痪,出现大便失禁等问题,最终可能死于全身系统疾病的并发症。

痴呆阶段,即传统意义上的阿尔茨海默病,此阶段患者认知功能损害导致了日常生活能力下降,根据认知损害的程度大致可以分为轻、中、重3度。

1)轻度:主要表现是记忆障碍。首先出现的是近事记忆减退,常遗忘日常所做的事、常用的一些物品。随着病情的发展,可出现远期记忆减退,即遗忘发生已久的人、事、物。部分患者出现视空间功能障碍,如外出后找不到回家的路,不能精确地临摹立体图。面对生疏和复杂的事物容易出现疲乏、焦虑和消极情绪,还会表现出人格方面的障碍,如不爱清洁、不修边幅、暴躁、易怒和自私多疑。

2)中度:除记忆障碍继续加重外,工作、学习新知识和社会接触能力减退,特别是原已掌握的知识和技巧出现明显的衰退。出现逻辑思维、综合分析能力减退,言语重复、计算力下降,明显的视空间功能障碍,如在家中找不到自己的房间,还可出现失语、失用、失认等,有些患者还可出现癫痫、帕金森病。此时患者常有较明显的行为和精神异常,性格内向的患者变得易激惹、兴奋欣快、言语增多,而原来性格外向的患者则可变得沉默寡言,对任何事情提不起兴趣,出现明显的人格改变,甚至做出一些丧失羞耻感(如随地大小便等)的行为。

3)重度:此期的患者除上述各项症状逐渐加重外,还有情感淡漠、哭笑无常、言语能力丧失,以致不能完成日常简单的生活事项,如穿衣、进食。终日无语而卧床,与外界(包括亲友)逐渐丧失接触能力。四肢出现僵硬或瘫痪,大便失禁。此外,此期患者常可并发全身系统疾病的症状,如肺部及尿路感染、压疮以及全身性衰竭症状等,最终因并发症而死亡。

8. 初期治愈的可能

初期阿尔茨海默病患者能否治愈?有什么治疗原则?

根据现有的医疗条件很难实现阿尔茨海默病的治愈,但早发现、早诊断、早治疗仍然可以起到延缓病情发展的作用。

阿尔茨海默病前阶段即轻度认知功能障碍发生前期(pre-mild cognitive impairment, pre-MCI)和轻度认知功能障碍期(mild cognitive impairment, MCI),可能延续 4 年,甚至更长的时间。在这个阶段,患者会失去某些记忆,并且不管如何努力也无法恢复这些记忆。在这个时期,很多人以为记忆力下降和性格上的改变都是年纪大了的缘故,是正常衰老的一部分,却不知道这可能是早期痴呆的症状;一部分人能够意识到这有可能是痴呆,但是因为对疾病的恐惧或羞耻感而不愿意面对,放弃去医院治疗的机会。因为痴呆的早期是最佳治疗时间段,医生可以根据病情给出药物及非药物治疗方案。当前,认知障碍的治疗原则包括三级预防:第一级预防是识别和控制风险因素;第二级预防是根据病因或症状针对性治疗;第三级预防则是延缓病情,减缓障碍的进展。

9. 晚期患者药物调整

晚期阿尔茨海默病患者药物如何调整?

制订晚期治疗计划是晚期阿尔茨海默病患者治疗的核心。医疗人员需要教育照顾者有关阿尔茨海默病患者发生发展过程以及可能出现的临床并发症(进食障碍、感染);并且需要与家属和老人进行充分沟通,避免出现与老人意愿不一致的治疗方法。老人的治疗决策需要遵循治疗目标,并且需由医疗人员与照顾者共同决定。决策的具体步骤包括解释临床情况,以及确保治疗选择和治疗目标一致。

阿尔茨海默病患者每天用药需要与治疗目标一致,需要停止使用治疗无获益的、有问题的药物。研究显示,54%的晚期痴呆患者使用了至少一种药物,在使用不当的药物中,最常见的为胆碱酯酶抑制剂(36%),其次为美金刚

（25％）及他汀类药物（22％）。老人在晚期病程中，如出现病情进展、出现新发症状、出现并发症等需要及时就医调整药物。

因为老年人的身体抵抗力和免疫能力都在不断地降低，所以虽然现如今治疗晚期认知障碍患者这种疾病的药物有很多，但是老人在使用药物的时候，还是应该从药物本身的安全性进行考虑。建议老人在选择药物的时候，最好选择耐受性比较高的药物，同时对于存在严重不良反应的药物应该尽量少选择。

虽然说目前治疗阿尔茨海默病患者的药物有很多，但是不同的药物所针对的治疗效果是不一样的，所以老人在选择药物的时候应该根据自己身体所出现的症状表现来选择药物。如果老人身体出现了明显的精神行为异常状况的话，则可以考虑采用奥氮平等精神类药物来缓解病情。除此以外，可以考虑采用脑血管扩张药物以及神经递质类药物等来缓解病情。

因为阿尔茨海默病这种疾病的发作会导致患者的日常生活能力不断下降，所以在生活中，老人必须要根据自己日常生活能力的高低来选择适合的药物。如果日常生活能力严重下降，可以考虑使用美金刚以及卡巴拉汀透皮贴剂来达到治疗的效果。如果日常能力下降得并不是很严重，则可以考虑加兰他敏及多奈哌齐等药物。

10. 中医调理方案

中医如何调理认知障碍？

对于轻度阿尔茨海默病老年患者的治疗，现代西医学的思路主要是增强胆碱能神经功能，常用如盐酸多奈哌齐等西药，但总体的治疗效果并不理想。而中医认为轻度阿尔茨海默病属于"健忘"的范畴，主要缘于气血亏虚、肾精不足、髓海不充，导致血液循环不良，引起脑部血管阻塞和神经元损伤，而这一病因和表现被归为实证和虚证并存的范畴。

中医认为，对轻度阿尔茨海默病患者，内服中药可活血化瘀、开窍益智，而针灸治疗可增强身体阳气，促进血液循环，以求振奋神气、行脑益髓、滋养气血之效。这两种疗法都是治疗轻度阿尔茨海默病有效的方法。通过结合临床相关文献可得，对于轻度阿尔茨海默病，将中药内服与针灸治疗相结合，临床疗效较单用其中的一种方法或用西药更为有效。

中药内服配合针灸治疗轻度阿尔茨海默病，疗效显著且安全性高，值得继续研究和运用。

11. 常见药物的不良反应

主要治疗认知障碍药物的常见不良反应有哪些?

尽管治疗认知障碍的药物在患者症状控制过程中起到十分重要的作用,但也必须注意到药物可能会带来一些副作用。药物的副作用是指在治疗一种疾病或症状的同时,可能对患者产生一些不良的作用或不适反应。这些副作用的种类和程度因药物的特性、个体差异和药物使用方式的不同而有所变化。常见的治疗认知障碍药物及其副作用见表1-2。

表1-2 知治疗药物常见副作用

药物类别	药物名称	适用阶段	管理要点	不良反应
胆碱酯酶抑制剂	多奈哌齐	所有阶段	晚饭后服用	胃肠道反应:恶心、呕吐、腹泻 心血管系统反应:心动过缓、传导阻滞等
	卡巴拉汀	所有阶段	与饭同服	
	加兰他敏	所有阶段	与饭同服	神经系统反应:头晕、头痛、失眠、困倦等
	石山碱甲	所有阶段	与饭同服	其他:皮肤刺激、肌溶解、恶性综合征、超敏反应等
NMDA受体拮抗剂	美金刚	中重度		耐受性良好,偶有头晕、头痛、便秘、腹泻、嗜睡、血压波动等
脑肠轴调节药物	甘露特那胶囊	轻中度		或有心律失常、口干、血尿,少有头晕、胃炎、肝功能异常

12. 导致晚期患者症状加重,甚至死亡的因素

哪些因素会导致晚期阿尔茨海默病老人症状加重,甚至死亡?

阿尔茨海默病从出现症状、确诊算起病程为5~10年,少数患者可存活10年或更长的时间,多死于各种并发症。

由于阿尔茨海默病老年人的大脑功能严重衰退,导致各项行为都退化,无法自理,语言能力丧失,大小便失禁,进食也变得困难。接着,可能发生一系列并发症,如肺炎、尿路感染、压疮、营养不良等,而老年人的抵抗力较弱,因此很多老年患者在进入晚期后,1~2年就会因为这些并发症而去世。最常见的是肺部、泌尿系感染,护理不当者会出现大面积压力性损伤(如大片压疮),导致皮肤组织感染。

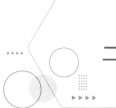

二、认知症患者的就诊及高危事件

13. 在哪里看病

怀疑有阿尔茨海默病,应该到哪里看病?

首选到认知或记忆专病门诊就诊。如果没有专病门诊,可到神经内科就诊。

以上海市为例,在 2018 年,上海市推出全国首份《认知障碍服务地图》,经过不断迭代升级,目前已升级至 3.0 版。市民可获得一系列认知障碍服务机构的地址、机构介绍、服务时间等信息,根据所在位置查看附近的相关机构,还可实现综合性医院、精神类专科医院、社区医院、养老机构九大类 185 家机构的准确定位和一键导航,并具备查看、搜索、筛选、介绍、导航和咨询六大功能。在上海同舟共济互联网医院公众号和上海市疾控中心官方微信公众号可查询(流程见图 1 - 5)。

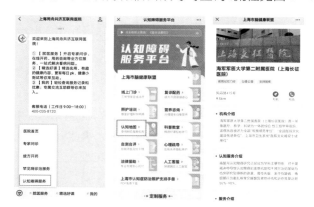

图 1 - 5 查询流程示例

14. 患者否认患病、拒绝就医

阿尔茨海默病患者不承认自己患病、拒绝就医,怎么办?

长者拒绝就诊,有可能是疾病本身造成的病态表现,这个只能通过就诊治疗解决;也有可能是一些偏见导致:①认为老了变糊涂是正常表现;②对痴呆有病耻感和恐惧感;③认为看了也没有用;④认为去看病会给孩子带来麻烦;⑤还有一种可能就是儿女说话方式不对,对老人在家中的"威严"造成破坏,导致老人固执己见,不去看病。

如果长者理解力还可以,我们可以慢慢来。想一想有没有长者信任的医生(比如常接触的社区医生、大医院的专家),让其提出转诊到记忆门诊的建议。

医生可以向其解释:①老年健忘和阿尔茨海默病的区别;②告诉他很多名人也会得痴呆,这没有什么可羞耻的;③提前预防或者治疗的好处。通过这三方面解释,主要消除患者的病耻感,把阿尔茨海默病当作普通疾病正常对待,摘掉有色眼镜。

家人和医生通过共同努力,让患者及时明白自己的病情并积极诊治,提前预防、恢复,保持社会功能。

15. 高风险人群:丧偶、独居老人

丧偶或独居的老年人为什么容易出现认知障碍?

丧偶或独居老人因为遭受创伤或社交活动的减少,长期处于孤独、寂寞状态,相较普通人更容易出现认知障碍。有研究表明,独居老人患病率为8.9%,比非独居老人2.1%的患病率要高3倍以上。在临床上,丧偶的独居老人如果没有其他家庭成员的支持、关心和沟通,容易受抑郁、焦虑等情绪影响,患病风险更大。

对于此类老年群体,家人和社会要给予足够的关心和沟通,老人要增加文娱活动和社会交往,同时,每天坚持一定的运动量,比如打太极拳。

16. 遗传的可能

阿尔茨海默病会遗传吗?

根据目前已有对阿尔茨海默病的研究,阿尔茨海默病包括家族性阿尔茨

海默病和散发性阿尔茨海默病,前者常染色体显性遗传,多在 65 岁前发病。家族性阿尔茨海默病一般起源于 21 号染色体的淀粉样前体蛋白(amyloid precursor protein, *APP*)基因、14 号染色体的早老素 1(presenilin 1, *PS1*)基因和 1 号染色体的早老素 2(presenilin 2, *PS2*)基因的突变。如带有 *APP* 和 *P51* 基因突变的人,近乎 100% 会发展为阿尔茨海默病;而带有 *PS2* 基因突变的人,发展为阿尔茨海默病的概率约为 95%。对于 90% 以上的散发性阿尔茨海默病,目前认为与苹果酸脱氢酶和载脂蛋白 E 基因有关。如家族中有阿尔茨海默病病例,其后代患病风险将高于普通人群。

17. 高相关事件:脑卒中

卒中后会引起认知障碍吗?

可以明确,脑卒中会引起认知障碍,属于血管性认知障碍的一类,发病率仅次于阿尔茨海默病。卒中后认知障碍(post-stroke cognitive impairment, PSCI)是指在卒中事件出现并持续 6 个月后,仍存在的以认知损害为特征的临床综合征。

卒中后认知障碍是指多种类型的卒中事件(如多发性梗死、关键部位梗死、皮质下缺血性梗死和脑出血)所引起的认知能力下降,也包括卒中后 6 个月内脑内退行性病变(如阿尔茨海默病)的进展所导致的认知障碍。脑萎缩(部位与程度)、脑梗死(部位、大小、数量)、脑白质病变(范围)和脑出血(部位、大小、数量)是影响卒中后认知障碍的直接因素。

PSCI 患者既患有卒中,又患有认知障碍,所以对 PSCI 的防治应同时包括针对卒中和认知障碍的防治。当前对卒中的防治指南同样适用 PSCI,控制卒中的风险因素(如高血压、糖尿病、高脂血症等)和减少卒中的发生,是 PSCI 预防的基础。

18. 高风险事件:老年人经历手术

老年人做手术后为什么容易出现认知障碍?

老年人手术后可能会出现中枢神经系统并发症,主要表现为精神状态的混乱、焦虑、人格上的变化以及记忆能力下降等问题。这种手术后人格、社交能力及认知能力和技巧的变化称为手术后认知功能障碍(postoperative cognitive dysfunction, POCD)。

　　许多研究证实,随着年龄的增长,术后认知障碍的发生率显著增加,尤其是在年龄＞70岁的老年人人群中。据现有研究表明,65岁及以上老年患者术后精神障碍的发生率是年轻患者的2～10倍。年龄≥75岁的术后老年患者认知障碍的发生率比年龄在65～75岁的患者高3倍。这可能与老年患者的血流动力学调节能力和中枢神经系统功能下降有关。全麻手术、耗时较长的手术会增加记忆障碍的风险。手术侵袭范围越大,时间越长,患者越容易出现POCD。

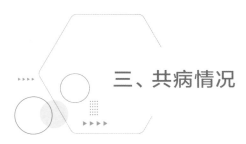

三、共病情况

19. 疾病鉴别：脑积水

脑积水导致的痴呆与阿尔茨海默病如何鉴别？

脑积水是一组以步态障碍、认知障碍和尿失禁三联征为主要表现的综合征，病情表现为不同程度的进行性发展，其中步态障碍最为常见，认知障碍和尿失禁也有不同程度的发生，约一半患者同时具有三联征。正常压力脑积水的症状通常缓慢出现，进展加重。表现为记忆力下降、情绪不佳、淡漠，严重者可能导致明显痴呆；行走异常，步幅变小，不稳定，脚步抬不高等；小便频繁，尿急感，严重时也可能造成尿便失禁。因其病症中有意识障碍、痴呆、尿失禁等阿尔茨海默病的常见表现，很容易混淆。正常压力脑积水很容易辨别，通常去医院做一个脑部CT就能轻松筛查，影像学检查具有脑室扩大（图1-6），脑脊液压力测定在 $70 \sim 200\,mmH_2O$（$1\,mmH_2O = 0.0098\,kPa$）即可诊断。

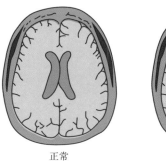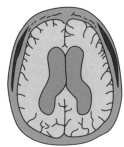

正常　　　　　　　脑积水

图 1-6　正常脑部与正常压力脑积水 CT 示例

脑积水与不可逆的阿尔茨海默病虽然在临床症状有相似之处，但在治疗的效果上有着明显的区别，脑积水是可治疗的。正常压力脑积水是一种可治疗、可逆转的疾病，早期的治疗可以让患者完全恢复到正常生活中。通过脑室分流术，可以使患者的病情得到缓解。但如果不对患者进行及时治疗，病情将不可逆。

20. 共病问题：精神疾病

伴有幻觉、精神行为紊乱的痴呆患者能否服用抗精神病药物？

针对阿尔茨海默病患者，抗精神病药物的使用就像一把"双刃剑"，若使用得当，能够快速缓解精神症状，提高患者和照料者的生活质量。若使用不当，则会导致严重的不良反应，并给患者及家人带来痛苦。应用大剂量抗精神药物可能导致心脏性猝死，小剂量则可以帮助控制症状。

抗精神病药物是指治疗精神病的药物，主要用于精神分裂症。临床医生有时会根据自己的临床经验，将非典型抗精神病药物应用于其他精神障碍的治疗，包括痴呆患者伴随的精神行为症状。和其他类药物一样，这些药物在发挥治疗作用的同时也会出现一些不良反应。例如，锥体外系反应、肝功能异常、困倦和视物模糊等。长期使用非典型抗精神病药物有可能导致内分泌紊乱和代谢综合征。通常来说，这些反应都是可以耐受的，或通过适当处理可以减轻或缓解。

对于任何临床处置都应该根据患者的实际情况，全面综合考虑疗效、安全性和耐受性，并采用个性化的治疗方案。由于老年痴呆患者肝肾功能明显下降，耐受性下降、药物易积累，可能增加药物不良反应的发生率。同时，老年患者也常合并多种躯体疾患，需要同时应用多种药物。抗精神病药物会与其他药物相互作用，不仅会影响药物疗效，也会增加不良反应的发生率。

非典型抗精神病药物可以改善痴呆患者的生活质量。我们应严格把握治疗要点，以最大限度地发挥药物疗效，并尽可能避免不良反应的发生。

21. 共病问题：精神症状

认知障碍与精神症状时轻时重该如何治疗？

认知障碍的患者晚期会伴有精神症状的出现，集中症状叠加，增加治疗的难度。路易体痴呆(dementia with Lewy bodies, DLB)发病之初即同时具备认知障碍和精神症状,我们就此病分析两者同时存在时如何治疗。

DLB是一种神经退行性疾病,具有帕金森综合征表现、进行性认知功能减退、显著执行功能障碍和视空间异常。核心临床特征包括:复发性幻视;认知波动;快速动眼睡眠行为障碍;以及帕金森症的一种或多种自发性重要特征:运动迟缓、静止性震颤或肌强直。支持性临床特征包括对抗精神病药物的敏感性、姿势不稳定和跌倒、晕厥、自主神经功能障碍、妄想和非视觉幻觉、情感淡漠、焦虑和抑郁。

DLB的诊断为临床诊断,其确诊只能通过病理发现路易体的存在。许多患者伴有阿尔茨海默病型病理。DLB的治疗与其他痴呆类型相同,旨在提高认知功能、缓解精神行为症状并改善社交生活能力。然而,DLB患者通常表现出较为突出的精神行为症状和锥体外系症状,这些症状往往成为治疗的重点。

目前尚无特效疗法可用于DLB治疗。一些患者对抗胆碱酯酶药,例如,他克林和多奈哌齐,反应良好,这种药物可以改善认知和行为障碍症状。需要特别注意DLB患者对安定剂和抗精神病药的敏感性,这些药物可能导致嗜睡、昏迷等不良反应,这也是DLB与其他类型痴呆症不同的特点,应避免不必要的使用,或谨慎应用。新型抗精神病药,例如维思通和奥氮平,对视幻觉可能有较好的效果。对于抑郁症状,选择性5-羟色胺(5-HT)受体再摄取抑制剂如氟西汀和西酞普兰等也可用于缓解症状。

22. 共病问题:青光眼

阿尔茨海默病患者有青光眼,有哪些药物不能服用?

青光眼在中、老年人群中较为常见,且相关患者常常会因为并存的其他疾病而使用多种药物,再加上急性闭角型青光眼或慢性闭角型青光眼急性发作都属于致盲性眼科急症,所以阿尔茨海默病患者及家属要了解青光眼的用药禁忌。

(1)禁用具有抗胆碱能神经的药物

1)抗胆碱药,如阿托品、山莨菪碱(654-2)、东莨菪碱、颠茄合剂等。

2)抗神经病药和抗抑郁药,如氯丙嗪、氟奋乃静等。

上述药物大多具有较强的抗胆碱能神经作用,这种作用会导致患者瞳孔扩大,房水流出受阻,进而导致眼压升高,并成为闭角型青光眼急性发作或加重的诱因。

（2）慎用药物

1）抗精神病药和抗抑郁药,如氟哌啶醇、氟哌利多、氯氮平、舒必利等。

2）抗过敏药,如氯苯那敏(扑尔敏)、苯海拉明和异丙嗪等。

慎用药物也有可能引起眼压升高,并成为闭角型青光眼急性发作或加重的诱因。但其出现这类不良反应的概率相对较低,在权衡利弊后,可慎用于青光眼患者。

23. 患者闹情绪

阿尔茨海默病患者闹情绪时应该怎样应对?

阿尔茨海默病患者在病程中容易出现各种各样的异常情况,如果出现发脾气、躁狂,家属首先要从自身找原因。很大一部分原因是照料不够,患者觉得需求没有得到满足,所以发脾气,处理方法如下。

（1）认清疾病

阿尔茨海默病是一个不可逆、退行性疾病,目前没有什么药物能够逆转,甚至治愈。现在所能做的是,首先心理上接受疾病,家属对患者要有一定耐心,在照料过程中耐心细致。如果出现患者跟家属意见不同,发生冲突时,家属应尽量安抚患者,顺着患者,不能和他发生争执。

（2）药物治疗

改善阿尔茨海默病的药物,包括胆碱酯酶抑制剂以及离子型谷氨酸(NMDA)受体拮抗剂,在改善认知药物的基础上,如果老人出现异常行为,可以进行抗精神病药物治疗。如果老人出现抑郁类症状,可以进行 5 -羟色胺再摄取抑制剂的治疗。老人出现躁狂、烦躁、妄想,可以进行抗精神病的药物,包括奥氮平,但是药物治疗一定要在专业医生指导下进行。

24. 夜间异常行为与认知症

夜间大声喊叫、乱踢乱打与痴呆有关系吗?

夜间大声喊叫、乱踢乱打可能是患上了快速眼动期睡眠行为障碍(rapid-eye-movement sleep behavior disorder, RBD)。

人类的睡眠状态可以分为快速眼动期(rapid eye movement, REM)睡眠、非快速眼动期(non-rapid eye movement, NREM)睡眠和清醒状态。这3种状态按照固定的模式轮流交替出现。快速眼球运动睡眠期行为障碍(REM sleep behavior disorder, RBD)是一种睡眠疾病,其特征为在 REM 睡眠期间伴随着梦境和肢体活动。发作时的暴力行为可能对患者本人和同床者造成伤害,并且会干扰睡眠质量。该病主要发生在中老年人群中,尤其是 60 岁以上的老年人,约有 1% 的人会患上这种病。在患有精神障碍的人群中,这种疾病的患病率高达 8%～10%。

典型的 RBD 发作在快速眼动睡眠期,通常发生在夜晚的后半段,尤其是凌晨时分。发作的频率通常为每周 1 次左右,但也有可能连续几天每晚出现 4 次以上的情况。发作时表现出各种复杂的异常行为,包括大笑、呻吟、哭泣、用拳头打人、用脚踢人、翻滚、跳跃、反复坠床,甚至对同床者造成伤害等。极少数患者可能还会出现走路或离开房间等异常行为。这些动作通常都非常粗暴和猛烈。以往普遍认为 RBD 只是一种独立的睡眠障碍,然而越来越多的临床随访研究表明,RBD 与帕金森病、多系统萎缩、DLB 等神经系统变性疾病密切相关。因此,对于神经系统变性疾病的早期预警来说,RBD 具备重要的意义。因此,一旦出现 RBD 症状,如拳打脚踢、翻滚、跳跃等,无论是第一次还是多次发作,都应该立即就医。建议前往正规医院的睡眠专科进行多导睡眠监测检查,并接受相应的药物治疗。此外,需要关注患者的生理和心理状况,以便及早对潜在的阿尔茨海默病症状进行治疗。不应该抱有侥幸心理或拖延就医,以免错过最佳的治疗时机。

康复篇

概览：美国约翰·霍普金斯大学的研究人员最新发现：老年痴呆发生病变前 3～4 年就有征兆。因此，早期发现并及时干预，是预防和治疗阿尔茨海默病的关键，对延缓痴呆的发生、发展至关重要。

本手册康复篇内容从轻度认知障碍的定义、评估、日常生活中可融入的康复训练，以及长者可能存在的心理问题的康复治疗策略等方面进行介绍，希望可以帮助长者治疗或减缓认知障碍的进程，进而提高患者的生活质量，减轻照顾者负担。

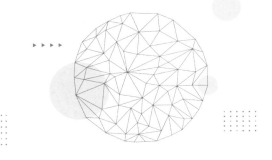

一、认知症初期

1. 初期表现

最近长者记忆力不好，是否患上认知症了？

轻度认知障碍（mild cognitive impairment，MCI）是指记忆力和/或其他认知功能减退，但日常生活能力和社会功能相对保留，且未达到痴呆的病理状态。其中，记忆力下降是认知症的一个重要表现，但并非所有的记忆力下降都是认知症。若是正常衰老，一般在忘记某件事之后会再想起来（比如说昨天本来要去医院的，但忘记了，今天想起来了）。若是早发性的认知症，这种忘记会是一个持续的状态，而且如果持续时间超过半年，就更需要注意了。

所以，如果发现家中老人出现了记忆力下降等表现，可使用一些简单易操作的认知评估量表进行评估筛查，如简易精神状态评价（mini-mental state examination，MMSE）量表、蒙特利尔认知评估（Montreal cognitive assessment，MoCA）量表。MMSE 量表分值与受教育年限有关：文盲（未受教育）≤17 分，小学（受教育年限≤6 年）≤20 分，中学或以上（受教育年限＞6 年）组≤24 分，提示存在认知功能缺陷，以上为正常。MoCA 量表分值≥26 分，提示正常，而对于受教育年限不超过 12 年的长者，需要在总分中增加 1 分，以校正由于文化水平不同引起的偏倚。若量表自我筛查分数低于正常水平，提示可能存在认知障碍，请及时到医院就诊。量表详见附件 2、3。

2. 轻度阶段的治疗

已确诊轻度认知障碍,有什么好办法治疗吗?

目前,我国对于轻度认知障碍常见的干预方法有药物疗法和非药物疗法,药物疗法需要在临床医生的诊疗指导下进行,这里仅对非药物疗法进行介绍。非药物疗法主要包括认知功能训练、饮食疗法、体育锻炼和心理干预。

（1）认知功能训练

首先,如果长者已经确诊为轻度认知障碍,可以根据 MMSE 量表评估结果明确长者认知功能受损的领域,为长者制订针对性的康复训练计划。

1）记忆力训练:照料者与长者一起回顾过去的照片或影像,通过回忆往事并且鼓励长者讲述自己的故事等方式,使远期记忆活跃在长者脑海中;采取记数字、询问日期、重述电话号码等方式,以提高患者瞬间记忆能力;通过展示数种不同类型的日常用品,如钢笔、水杯、钥匙和遥控器等,5 分钟后再让长者回忆之前所出示的物品名称,训练其延迟记忆能力。

2）定向力训练:照料者可选择患者与之有感情的或感兴趣的时间、地点、人物等（尝试）进行训练和强化。比如长者之前感兴趣的旅游的地点、时间、和谁一起旅游的等。

3）语言交流能力训练:建议照料者以长者能够接受的方式进行交谈和互动,在长者取得进步时要及时鼓励与表扬,给予长者信心和动力;遵循从易到难原则,从简单的图卡命名和看图说话等方式锻炼表达能力开始,熟练后可以进行抄写、听写、看图写字、写日记等更高难度的任务来锻炼书写能力,也可以通过朗读和歌唱激活其大脑相应功能。

4）视空间与执行能力训练:可以通过日常生活技能训练强化视空间和执行功能,如倒茶、饮水、穿衣、梳头发、洗脸、如厕、洗浴、识别钱币等;也可以学习更复杂的项目,如使用洗衣机、空调、电视机等家电。在学习过程中,需要先将任务拆解为几个动作,逐一学习,最后再把动作都串联起来。

5）计算能力训练:根据患者病情选择难易程度,循序渐进,以简单算数运算为佳。

在训练时间上,基于对健康老年人的研究,每次训练时间不短于 30 分钟,每周 3 次训练,总训练时间在 20 个小时以上,可以取得更为明显的训练效果。

（2）地中海饮食

有研究表明,约 35% 阿尔茨海默病与可改变的不良生活方式有关,维持健康的生活习惯,包括良好的饮食是预防阿尔茨海默病的有效途径。地中海

饮食,是指希腊、意大利、西班牙等地中海地区国家的传统饮食文化。具体如下:

1) 以植物食品为基础,包含大量水果、蔬菜、土豆、五谷杂粮、豆类和坚果等。

2) 食物简单加工,选用当地、应季的新鲜蔬果作为食材,减少烹饪过程中维生素及抗氧化剂的损失。

3) 烹饪时以富含单不饱和脂肪酸的橄榄油为主,减少使用富含饱和脂肪酸的动物油以及各种人造黄油;脂肪最多可占膳食总能量的 35%,而饱和脂肪酸只占 7%～8%。

4) 适量吃一些低脂或脱脂的牛奶、酸奶及奶酪。

5) 每周吃两次鱼或禽类等低脂高蛋白的白肉类食品。

6) 食用鸡蛋 1 周不多于 7 个,烹饪方式不限(也有建议不多于 4 个)。

7) 用新鲜水果代替甜品、甜食、蜂蜜、糕点类食品。

8) 减少红肉摄入,每月 350～550 g,尽量选用瘦肉。

9) 进餐时佐以适量红酒,男性每天不超过 2 杯,女性不超过 1 杯。

(3) 运动疗法

具体可参考本篇第 11 题:长者如何通过运动改善认知障碍呢?

(4) 心理干预

认知减退不但影响人体生理健康,还可能会影响长者心理健康。若长者突然情绪多变(如长者性格变得与以往不一样,或脾气变得更恶劣,很容易被激惹、无法接近、骂人、冲动时毁物甚至伤人等),建议立即前往医院进行焦虑抑郁量表评估,判断是否为过度焦虑、抑郁,寻求专业心理治疗师的指导帮助。

3. 认知功能训练

长者平时可以进行什么认知功能训练?

(1) 居家休闲活动

据统计,我国老年痴呆患者已超过 1 000 万人,90% 以上患者为居家照顾。而居家休闲活动指除了家务及体育运动外,在家中即可进行的活动量适度的休闲活动,如纸牌、麻将、下棋、书法、插花、绘画、剪纸、手工艺品、烹饪(除日常三餐)、唱歌等。有研究表明,照料者参与休闲活动能显著改善长者身体状况及抑郁情绪,且当长者与照料者共同参与时,还能提升幸福感。但是要根据长者与照料者自身情况量身制订适宜活动,而非唯一限定性活动,以不增加额外的经济负担为原则。选择活动时以双方感兴趣并能在日常生活中坚持下去为原则,应排除阅读、听音乐、上网等不需要持续动手的单一性活动。

（2）户外活动

1）利用周围设施进行训练,如利用附近的楼梯进行上下楼梯训练。

2）利用兴趣爱好进行训练,如长者喜欢花草,可以让长者负责修理家门口的花草,或者开辟出一块地方,让长者种植一些容易生长的水果和蔬菜。再比如长者喜欢跳广场舞,可以在照料者的陪同下跳一些简单的广场舞。

3）运动。有项研究表明,有氧运动是最适合长者的,如慢跑、走路、骑自行车、游泳、跳绳等。具体可参考本篇第13题：照料者怎样帮助长者进行日常锻炼?

4. 定向障碍

认知障碍患者会存在哪些定向障碍问题? 定向障碍一般发生在疾病的哪个阶段? 康复效果如何?

定向障碍是患者对自身的情况或者周围环境的情况,有错误的认知或者完全不能认知。定向力分为时间定向、地点定向和人物定向。

1）时间定向障碍,指患者分不清具体时间。例如,即使告诉了长者现在是什么时间,其也分不清楚上午或下午。

2）地点定向障碍,是指长者不能清楚地说出自己所在的具体地点。例如,有的长者明明在自己的家,却说要回家,在外面想回家却不知道具体的路线。

3）人物定向障碍,指患者分不清周围其他人的身份,无法确定自己与其他人的关系。例如,有的长者分不清与周围人的关系,把儿子说成孙子等。

定向障碍一般发生在疾病中期。康复训练可以有效地改善长者认知功能,或者延缓认知减退。临床研究显示,早期开展认知功能训练可显著逆转其损伤程度,恢复其定向力、记忆力及语言组织能力。

5. 定向障碍——人物定向障碍

长者连老伴和家人都不认识了,如何进行康复治疗?

长者早期叫不出不太熟悉的人的名字，甚至根本认不出，后期连本应很熟悉的人，甚至自己的亲人、照顾自己的人也分不清楚，出现把女儿叫成"妈妈"等情况，都是定向障碍中的人物定向障碍。所以，当长者出现连老伴和家人都不认识的情况时，应尽早去医院进行评估诊断，确定长者是否出现了人物定向障碍以及严重程度。

（1）训练内容：人物定向训练

1）生活场所张贴照片：将长者的家人或朋友的照片贴在长者能看得到的地方，照料者与长者聊天时反复提及照片上这些人的名字，以加深长者对他们的记忆。平时照料者也对长者多进行探望，提高长者对人物脸部的熟悉感。照料者可经常向长者提问照片上的人物，如长者回答不上来，可给予适当的提示，以减轻因定向力障碍而引起的焦虑。

2）计算机辅助认知训练：随着科技的进步发展，近年来认知训练不再拘泥于人工干预。可将长者亲属图像输入计算机并向长者展示，逐渐缩短图像呈现时间，让长者反复辨认。

（2）训练遵循的原则

1）持之以恒。认知训练需累积一定的时间才能发挥效果，在初期阶段要对长者情绪进行疏导，让其意识到持之以恒的重要性。

2）循序渐进。训练方法或训练量要以长者当前的身体状况为基础进行，根据康复进程不断进行调整。

6. 定向障碍——时间定向障碍

长者对时间没有概念，分不清楚具体的时间，应该怎么办呢？

这是定向障碍中的时间定向障碍。可进行针对性的时间定向力训练。

训练内容：时间定向力训练。先训练长者区分上午和下午，然后再区分月份和季节，最后训练长者对星期、年份和小时等相对复杂时间的判断。可在房间放置数字较大、字体清晰的钟表，或者日期为分页的日历。教长者现在是几点几分几秒，使长者能认识表，让长者时不时地进行观察，然后自己慢慢地知道时间和日期。同时应该安排好长者全天的生活，帮助长者清楚自己在什么时间该干什么。反复向长者讲述日期、时间、地点、天气等，使其逐渐形成时间概念。

7. 定向障碍——地点定向障碍

长者明明在家，却经常喊着要回家，是不认识家了吗？这种情况应该怎么办？

一般情况下，老年人都能正确认识自己所处的位置，但长者不仅记不住自己家的地址，甚至在家门口找不到家，严重者在自己家中找不到厕所、厨房的位置，这些都可评诂为定向障碍中的地点定向障碍。

训练内容：地点定向力训练。可在长者活动的四周，比如厕所、卧室、客厅等场所贴上长者接受度高的醒目标志，或在一些物品上贴上名字或者图片，使长者能够认识，并带长者进行反复训练，使其认识居室内洗漱间、厕所的位置。

8. 定向障碍——空间定位障碍【走失问题】

如何应对认知障碍患者容易走失问题？

（1）日常康复训练

长者发生走失问题是由于长者记忆力下降，并且出现了空间定位障碍。其中，空间定向是指个体在所处环境中能够正确辨识方向的能力。照料者平时可帮助长者进行记忆力和定向训练。具体可参考第 2 题：已确诊轻度认知障碍，有什么好办法治疗吗？

（2）减少长者想要外出的诱因

噪声、杂乱或拥挤的环境会给长者带来压力而想要走动。因此，防止长者随意走动的最好方法就是塑造一个安静、整洁、宽敞的环境，使其安顿下来。而且要建立有规律的生活，保留长者熟悉的环境及生活习惯，以增加他们的安全感。也可以根据长者的身体状况和平时的喜好，引导他们参与喜欢的家务及有兴趣的活动，避免他们因整日无所事事而到处游走。有时间应陪伴长者外出，放松身心。

（3）善用辅具

利用图画或文字对居家生活区域做提示，提升长者辨认环境的能力。除此之外，以防万一，要在长者口袋内放入写有长者姓名、地址、监护人联系电话、血型、原有疾病、服用药物等信息的安全卡片或在衣服上缝上有关信息；且照料者应随时备有长者的近照，以便在发生走失后可以让他人协助寻找。如果条件允许的话，照料者还可以在网上给长者订购一个有 GPS 定位功能的定位器手表，并与照料者的电脑或手机联网。这样不仅能知道长者的具体位置,还能看到长者身边的环境。万一长者走失,照料者可以根据定位器发出的信号快速找到他们。

安全卡片可参考图 2-1 所示,GPS 定位手表可参考图 2-2 所示。

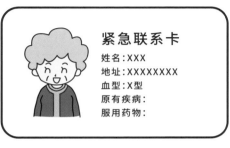

图 2-1　紧急联系卡示例

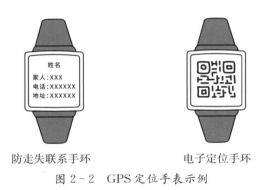

防走失联系手环　　　　　　电子定位手环

图 2-2　GPS 定位手表示例

9. 记忆力障碍

如何应对长者快速的记忆退化现象呢?

按照记忆保存的时间长短,可将记忆分为瞬时记忆、短时记忆和长期记忆 3 种类型。瞬时记忆又叫感觉记忆,是指作用于人们的刺激信号停止后,刺激信号在感觉通道内短暂保留的时间。一般而言,该信息的保存时间很短,通常为 0.25~2 秒,人们一般很少注意到。短时记忆保持时间大约有 1 分钟。信息经过充分地深度加工后,在头脑中长时间保留下来的记忆才是长期记忆。可以理解为,在头脑中保留时间超过 1 分钟的记忆都是长期记忆,将短时记忆进行加工后,变为长期记忆,重复这一过程可以尽可能地减缓长者记忆的退化速度。

阿尔茨海默病的最早表现为近事记忆丧失,随着时间的推移,其核心症状逐渐加重,以记住新知识能力受损和回忆远期知识困难为特点。近事遗忘是照料者会发现的第一个记忆退化现象。随着病情发展,远期记忆也会出现障碍,比如长者记不清自己的经历及出生年月日;严重者记不清亲人的姓名及家庭成员关系的称呼,由此产生错构、虚构以填补不曾发生的经历,如把自己的孩子错认为是自己的父母或者认为自己去过之前并没有去过的地方等。

照料者这时可帮助长者进行一些训练:

1) 训练长者瞬时记忆能力,即告知长者一些内容后立即让长者复述,直至不能复述为止(比如,一个动物名字或一句话,训练由易到难)。

2) 训练长者远期记忆能力,即让长者回忆过去的某项内容,如长者能够成功回忆,则回忆更久之前的内容,加大训练难度;不能成功回忆,则回忆相对近期的内容,降低训练难度,反复训练,直到能够识记。还可通过梳理人际关系的来龙去脉,表述各种事物的关系与特点,加强对人事物的理解记忆,使记忆力增强。对于实在是记忆困难的长者,建议照料者辅助长者将一些重要的事物记在一个固定的本子上帮助记忆,避免遗忘。

除了这些训练之外,照料者也可改善长者饮食结构。多食鸡蛋、鱼、肉,补充和供给卵磷脂、乙酰胆碱,可增加血液中有助于记忆的神经递质;多食豆类、麦芽、牛奶、绿色蔬菜、坚果等,有助于核糖核酸注入脑内,提高记忆力。并且,照料者应持宽容的态度,不能嫌弃、讽刺和挖苦,帮助长者树立信心,提高记忆力。

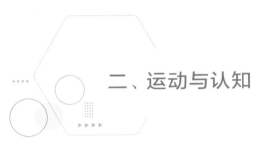

二、运动与认知

10. 运动改善认知

运动对长者有哪些好处呢?

研究表明,长期运动锻炼能预防多种慢性疾病的发生,可以降低心血管疾病的死亡率,提高心肺耐力,使高血压疾病、2 型糖尿病、心肺功能、心理健康、认知健康和睡眠得到改善。

(1)对心肺功能的影响

运动过程中左心室泵入主动脉的血量增加,为全身提供更多的血液,满足各个系统的生理活动需求。短期运动对心肺功能的影响,最直观地体现在摄氧量的改变,而长期运动可以使心脏容量增大,心室壁增厚,除了使心脏输出量增加,还使收缩更加有力。

(2)对高血压的影响

研究表明,与仅依靠药物治疗的高血压患者相比,个体化运动结合药物治疗方式能更加有效地降低老年高血压患者血压,提高患者治疗的依从性和自我管理疾病的能力,从而减少心脑血管疾病的发生率。

(3)对 2 型糖尿病的影响

运动锻炼是 2 型糖尿病患者的治疗基石,与饮食和药物治疗一样。规律运动有助于控制血糖,减少心血管疾病发病风险,控制体重,提高生活幸福感。流行病学研究结果显示:规律运动 8 周以上可将 2 型糖尿病患者糖化血红蛋白降低 0.66%;坚持规律运动 12~14 年可以显著降低糖尿病患者病死率。

（4）心理健康的影响

抑郁症是一种复杂的、使人衰弱的疾病。抑郁症患者患糖尿病、心血管疾病和高血压等复杂慢性疾病的风险要比正常人高得多。骨骼肌的分泌因子与抑郁症的调节有关,跑步运动可以减轻焦虑、抑郁症状。

（5）对认知健康的影响

中等至高水平的运动锻炼与认知功能相关,特别是在执行功能、记忆功能和处理速度方面,运动锻炼可以降低认知衰退和痴呆的风险。

在老年人中,运动锻炼可以保持肌肉质量,强健骨骼,有助于预防跌倒和跌倒损伤,防止骨骼老化及功能减退。

11. 运动改善认知

长者如何通过运动改善认知障碍呢?

世界卫生组织(WHO)在 2020 年发表《WHO 身体活动和久坐行为指南》建议成年人(18～64 岁)及老年人(65 岁及以上)应该进行定期体育锻炼,将运动锻炼作为休闲娱乐项目。成年人每周应至少进行 150～300 分钟的中等强度的有氧运动。例如,快走、跳舞、骑自行车、慢跑和游泳等运动。若没有大块的时间用于中等强度的有氧运动,也可以进行至少 75～150 分钟的高强度有氧运动,或中等强度与高强度运动的混合运动,同样可以达到锻炼效果。

那么,如何判断运动强度高低呢?可以通过 2 种方法进行判断。第一,主观感觉判断法,在运动过程中感觉稍微有点吃力、身体微微出汗即为中等强度。第二,通过公式计算,运动强度范围在 60%～70% 最大心率(最大心率＝220－年龄)为中等强度,心率可以使用检测心率的运动手环进行记录。

除此之外,每周 2 天或以上的中等或更高强度的肌肉强化运动,可以锻炼所有主要肌肉群。这些活动能提供更大的健康获益。定期肌肉力量训练不但可以减缓随着年龄增长导致的肌肉量流失,还可以增强关节周围肌群的肌肉力量,增强关节的稳定性。家中可以准备一套不同阻力的弹力带、哑铃进行渐进式抗阻力量训练。没有器械的长者可以用装满水的矿泉水瓶子代替或者通过克服自身重力进行训练。当使用抗阻训练进行肌肉力量训练时,每个动作重复 10～15 次,每天进行 1～2 组。

每周 2 天或以上进行柔韧性训练,维持关节正常活动范围,保障日常活动。通常在有氧运动前进行肌肉拉伸进行热身,或者在剧烈运动后拉伸肌肉进行放松,也可以在睡前或起床后进行肌肉拉伸。主要包括颈部肌肉拉伸、肩关节周围肌群拉伸、胸背部肌群拉伸、髋关节周围肌群拉伸、小腿肌肉拉伸、踝关节拉伸。每个动作进行 10～15 秒,15 次为一组,每天进行 3～5 组。

建议从少量的身体活动开始,逐渐增加运动频率、强度和持续时间。若身体条件允许,可以将中等强度的有氧运动时间增加到 300 分钟以上,或将高强度有氧运动、中高强度混合有氧运动时间增加到 150 分钟以上。老年人在每周日常运动锻炼中应维持每周 3 天或以上的多种形式的强调平衡功能和力量的运动训练,以增强身体平衡功能和动作反应速度,防止跌倒。为了确保运动的安全性和有效性,务必在运动前选择合适的运动项目,制订可行的运动计划。运动计划应该包含运动项目名称、每次运动持续时间、运动强度、运动频率(每周运动天数)、运动时间段及每周运动累计的时间量。

12. 运动功能障碍

老年认知障碍患者伴有运动功能障碍时,应该怎么办?

运动功能障碍是指运动器官衰弱或受损而造成站立、行走等活动功能的下降,导致患者日常活动能力受到限制的一种状态,通常表现为动作笨拙、书写不好、不能系鞋带等。老年人认知衰退后期常常伴随着运动功能障碍,已有研究表明,运动功能障碍与认知障碍互为影响因素。

当长者不能使用餐具进食,无法自己穿衣、洗漱、上厕所时,表明运动障碍已经严重影响长者日常生活,建议在进行认知功能康复的同时注重运动功能康复。由照料者使用日常生活活动量表(附件 2)对长者进行评估,可以了解运动功能障碍的严重程度及范围,指导接下来的康复治疗计划制订。

当发现长者出现无法自主上厕所,无法自己穿衣服、洗脸或使用餐具吃饭等问题时,照料者可以采用恢复性策略及适应性策略对长者进行康复。恢复性策略是指重新建立长者自己独立上厕所的功能,建议将单项任务的动作拆分为几个部分,然后针对有困难的部分进行指导长者练习。以"无法自己完成上厕所"为例,我们知道,满足独立上厕所需要长者能够完成以下步骤:①步行/操控轮椅至坐便器;②转身;③从站立到坐下;④脱裤子;⑤擦屁股;⑥穿裤子;⑦从坐位到站立位;⑧转身,坐回轮椅或步行离开洗手间。这些步骤要求长者具有一定的步行/操纵轮椅的能力、平衡能力、上肢/下肢肌肉力量、手功能,这些功能都是可以进行针对性、重复训练再次获取。而适应性策略则是指改变外部环境,从而更有利于长者完成任务。例如,对于平衡功能不好的长者,洗手间安装扶手(图 2 - 3)可以保证长者安全,降低如厕恐惧;对于下蹲、起立困难,使用蹲厕困难的长者,可以置办坐便椅(图2-4)或者改装马桶;对于手功能障碍无法自我清洁的长者,可以使用自动冲洗和吹干功能的智能马桶;对于瘫痪或者严重活动障碍的长者,还可以使用移动马桶(图2-5)或床上坐便器。

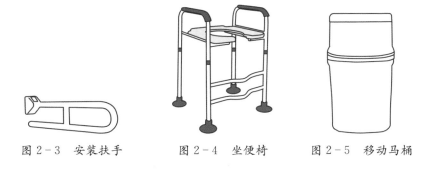

图2-3 安装扶手   图2-4 坐便椅   图2-5 移动马桶

除此之外,建议长者进行定期运动锻炼。运动锻炼不仅可以改善长者运动功能,还能使心理健康、认知健康、心血管功能获益,实现多方面康复,提高综合能力。

13. 日常锻炼
照料者怎样帮助长者进行日常锻炼?

随着年龄的增长,许多长者肌力下降、体力变差,逐渐衰弱。当照料者发现长者出现记忆功能减退,洗澡、穿衣、吃饭等日常生活活动出现障碍时,应该及时就医,在专业康复治疗师的帮助下进行认知、运动、日常生活活动能力评估和制订治疗处方。当长者认知障碍较轻且运动能力尚可时,照料者可以通过以下3个方面协助长者进行居家的日常锻炼。

(1)为长者制订时间规划表,贴在醒目的地方

科学的日程安排可以培养长者良好的作息习惯,要合理安排好运动时间与方式及三餐饮食。记忆力减退是许多长者都会面临的问题,他们经常忘记自己需要做的事情。时间规划表能够提醒长者自我锻炼的项目,提醒长者按时吃饭、吃药,保证长者康复疗效。

(2)为长者提供训练需要用到的康复辅助具

例如,在步行训练前为长者穿上舒适的衣服、鞋子,准备好需要使用的手

杖、拐杖或助行器等辅助设备；外出运动前准备好可单手使用的水瓶；为合并语言障碍的长者准备写字板，以便语言交流。

（3）每天观察长者的运动状态，并给予鼓励

在运动过程中，观察长者精神状态，检查血压、体温是否正常，必要时为长者提供帮助。当长者因疲劳而出现倦怠时，应鼓励长者尽量完成训练，比如适当给予正向反馈的鼓励。运动结束后，注意补充水分，休息至心率恢复静息时的水平状态。如果因运动疲劳造成肌肉酸痛，照料者可进行适当的肌肉按摩，缓解疲劳。

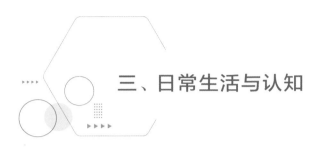

三、日常生活与认知

14. 拿不了筷子与脑萎缩

长者有认知障碍，这两天右手不太灵活，吃饭拿不了筷子，这是否与脑萎缩有关？

长者出现"右手不太灵活"的现象可能是与脑萎缩有关。如果是单侧手不灵活，应排除脑卒中、帕金森病的可能性，以防延误病情。脑卒中最先症状常有突然头痛、头晕、恶心、呕吐、一侧肢体无力或活动不灵活、说话不清楚、流口水等。

帕金森病典型症状因人而异，早期最为显著的症状为静止性震颤、运动迟缓、肌强直。静止性震颤是指在静止状态上肢、下肢前侧肌群与后侧肌群交替收缩引起的节律性震颤。早期的震颤多始于一侧上肢发生时表现为拇指与屈曲的食指间呈"搓丸样"动作，好像在搓一颗丸子。通常活动后减轻，睡眠时消失，每秒进行 4～6 次。肌强直表现为上肢、下肢前侧肌群与后侧肌群肌张力均增高，通常从患者身体一侧逐渐向另一侧发展，最终表现为全身肌肉僵硬。运动迟缓则表现为手部精细动作变慢，灵活性减退，在系鞋带、扣纽扣和使用筷子时尤为明显。如有以上症状，请立即前往医院就医。这两类疾病都可能导致长者"右手不灵活，吃饭拿不了筷子"。

大脑萎缩是人体衰老的特征之一，老年人通常存在不同程度的脑萎缩。脑萎缩导致神经系统衰退，肌肉控制功能下降导致右手动作迟钝。大脑是由各种神经细胞大量汇聚形成的神经网络，是维持人类精神活动的重要器官。随着年龄的增长,大脑逐渐萎缩,可影响长者的记忆功能和执行功能。出现"右手不太灵活"的现象,可能是管理右手运动功能的大脑皮质严重萎缩,从而影响相关功能。多项研究表明,认知功能障碍与肢体运动功能障碍有相关性。因此,认知功能较差的长者运动功能也会受影响。

同理,若长者出现"左手不太灵活"的问题,原因也是相似的,区别在于"右手不太灵活"提示长者左侧大脑功能减退较严重,而"左手不太灵活"的长者右侧大脑功能减退较严重。

15. 不会做饭——执行功能障碍

认知障碍患者不会做饭了怎么办?

"不会做饭了",考虑是执行功能障碍所导致。执行功能障碍是导致生活能力下降的重要因素。建议照料者使用简易智能精神状态检查量表(MMSE)(附件1)对长者进行认知功能评估,检查是否存在其他认知领域功能减退,从而进行针对性的康复功能训练。

以训练长者的做饭能力为例,可以采用以下3种策略进行执行功能康复。

(1)恢复性策略

改善执行功能的成分,使任务更简单,通过重复学习来掌握技能。将做饭任务拆分为3个步骤:①准备工作(如做饭前从橱柜和冰箱里拿米和拿菜、洗米、摘菜、调料等);②煮饭;③炒菜(包括洗菜、切菜等)。照料者要观察长者不会做饭是在哪一步出现了问题,对具体步骤进行刻意训练。帮助的力度可由最开始的全面帮助到后来逐步减少帮助。同时,照料者应该鼓励长者多使用现存的功能,鼓励长者做力所能及的事情(比如,擦桌子、扫地等),逐步提高能力,最终重拾做饭技能。

(2)代偿性策略

采用内在或外在认知装置提醒执行过程,可以通过看自己做饭的视频和做饭时照镜子,增加患者对自己行为的感知。

(3)适应性策略

增加日常生活活动能力的独立性,可以改善环境以适应长者。如使用简单的厨具、借助外部设备辅助做饭,观看视频教学做菜等。

16. 睡不着觉

认知障碍患者睡眠存在问题,晚上不愿意睡觉,怎么解决这个问题?

睡眠障碍是阿尔茨海默病常见的临床症状之一,可能表现为失眠、浅眠、睡眠时出现异常呼吸模式、白天过度嗜睡、睡眠时间过长(超过正常的 7~8 小时)、昼夜节律紊乱及睡眠质量下降。认知障碍患者"晚上不愿意睡觉"可能是由于昼夜节律紊乱或者白天过度嗜睡。

昼夜节律紊乱是指人体 24 小时生物钟发生改变,睡眠和觉醒等生理过程发生改变,昼夜节律紊乱会增加老年人患认知障碍的风险,节律越差的老年人晚期越容易患阿尔茨海默病。发现长者出现昼夜节律紊乱,照护人员应该怎么做? 除了请医师开有助睡眠的药物外,非药物的干预方法可以帮助解决此问题:①晚上睡觉可以在房间内营造比较温馨易于入睡的氛围,确保卧室温度适宜,光线宜柔和昏暗;②听轻柔舒缓的音乐可以缓解焦虑,转移长者注意力,有助于放松,从而更快进入睡眠。

白天过度嗜睡也可能增加认知障碍的风险。如果长者因为白天睡眠过多,导致晚上不好好睡觉,可以通过丰富长者日常生活来解决。白天进行适当的身体活动更有利于晚上睡眠,同时控制午睡时间不过长,保持运动和休息的平衡;注意饮食管理,晚餐不宜过饱,对患者进行睡眠相关知识的宣教。

若长者因此感到自责、情绪低落,家属应给予关心和安慰,耐心讲解睡眠卫生知识,减轻长者心理负担,更有利于入睡。

17. 怀旧疗法,生活品质

如何借助怀旧疗法提升老人生活品质呢?

怀旧疗法是通过一些照片、视频或者熟悉的对象、音乐,让认知障碍患者回想起过去的事情。通过与他人谈谈过去的事情不但可以提高认知障碍患者的沟通与自我表达能力,增加认知障碍患者与他人的归属感与亲密感,更重要的是,可以防止患者的长期记忆进一步受损。

那么在家如何进行怀旧疗法呢? 具体方法如下。

(1)前期调查及评估

照顾者应与患者家属进行详细的沟通,了解患者的教育背景、工作经历、所受过的表彰和奖励,对其有重要意义的人或事物,患者的喜好等。要求患者家属尽可能找到相关的书籍、日记本、照片及物品等,进行详细的汇总分析和记录。

（2）制订训练计划

首先，由照顾者担任主持人，召集患者亲近的家属或者有相同困扰的患者，收集感兴趣的话题，如谈谈自己的一般情况、兴趣爱好、过去的职业和记忆深刻的经历等，建立小组成员间和谐、友好的氛围。其次，每周安排一个话题，每天由1～2位老人主讲，围绕某一主题进行谈话，对患者过往经历进行回忆，从而加深记忆。

（3）再次评估

在进行过第一轮治疗后进行再次评估，观察怀旧疗法是否对患者的长期记忆、生活幸福指数有影响。对于无法通过组织小组活动的独居老人，也可以与长者进行谈话，回顾过去的美好时光片段，鼓励长者表达过去的一些难忘的情感及想法，帮助增强长者的幸福感，提高生活质量及对现有环境的舒适感知能力。

18. 平衡障碍

患者腿不灵活，走路高低不稳，如何康复治疗？

当长者走路高低不稳，即出现了平衡障碍，首先要区分是肌肉骨骼的问题，还是神经系统的问题所导致。具体训练方法，建议请前往康复专科医院或综合医院的康复科治疗，由康复医师或治疗师进行康复评估，根据评估结果制订有针对性的康复治疗方案。这里简单介绍一些长者居家常用的训练方法，勤加练习可以改善关节活动和肌肉的柔韧性，提升平衡和协调能力。

（1）此训练主要是对髋关节、膝关节、踝关节和肩关节等周围肌群进行牵伸，增加肌肉延展性，扩大关节活动范围，使关节更加灵活。

1）仰卧腰部扭转（如图2-6所示）：

锻炼部位：臀肌和腹外斜肌。

操作方法：仰卧位，屈曲左腿，右手在左膝外侧施加压力，将左腿向右侧肢体靠拢，身体向右侧扭转，同时保持身体其他部位稳定，感受臀部及下背部的牵伸感。保持10～15秒后慢慢恢复仰卧位，休息5秒后重复该动作。15次为一组，每天可进行3～5组。注意对侧重复练习。

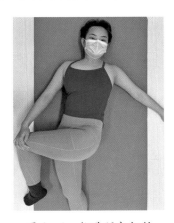

图2-6 仰卧腰部扭转

2）侧弓步（如图 2-7 所示）：

锻炼部位：大腿内收肌。

操作方法：身体下蹲，左腿伸直外展，左手置于左侧大腿根部，右手可置于大腿上或地面保持平衡。上身保持直立，感受左侧大腿内收肌牵伸感，可以手扶地面或桌椅保持平衡，避免跌倒。保持 10～15 秒后慢慢收回左腿，休息 5 秒后重复该动作。15 次为一组，每天可进行 3～5 组。注意对侧重复练习。

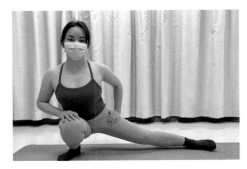

图 2-7　侧弓步

3）屈髋肌伸展（如图 2-8 所示）：

锻炼部位：腰肌、股四头肌。

操作方法：左侧小腿与地面垂直，膝关节 90°实角屈曲，右膝跪于地面。抓住右脚向腰部，感受大腿前侧的牵伸感。保持 10～15 秒后放下右脚，屈髋放松，休息 5 秒后重复该动作。15 次为一组，每天可进行 3～5 组。注意对侧

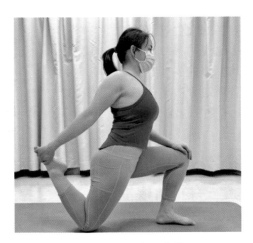

图 2-8　屈髋肌伸展

重复练习。

4) 坐姿体前屈(如图 2 - 9 所示):

锻炼部位:腘绳肌和小腿肌。

操作方法:坐在地面,双腿并拢伸直,身体向前折叠,双手触碰脚趾或尽可能握住腿部远端,使大腿后部肌肉和小腿肌肉充分牵伸。保持 10~15 秒,休息 5 秒后重复该动作。15 次为一组,每天可进行 3~5 组。

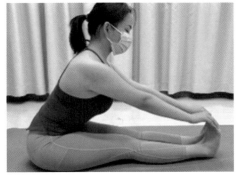

图 2 - 9　坐姿体前屈

(2) 增加平衡协调能力的训练

1) 单腿站立:双腿站立,然后重心慢慢转移到一侧下肢,直至另一侧脚离地,保持平衡 10~15 秒。休息 5 秒后重复该动作。15 次为一组,每天可进行 3~5 组,注意双侧练习。注意防止跌倒,双手可扶持稳定的家具,如图 2 - 10 所示。单腿站立有困难的长者也可以脚不离地,只是重心左右转移训练即可。注意防止跌倒,双手可扶持稳定的家具。单腿站立有困难的长者也可以脚不离地,只是重心左右转移训练即可。

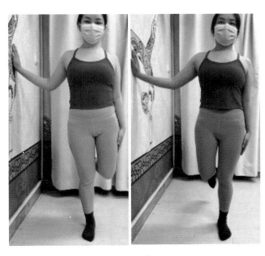

图 2 - 10　单腿站立

2）走直线：在地上画一条直线，尽量双脚交替都能踩在线上，并配合双上肢的协调摆动（如图 2 - 11 所示）。

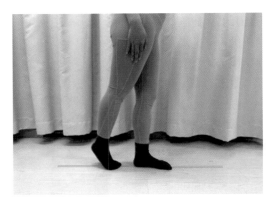

图 2 - 11　走直线

3）抛接球训练：两个人或更多人进行抛球和接球游戏。

4）打太极拳：研究发现，打太极拳能明显提高中老年人的平衡能力。长期的太极拳练习有助于减轻与年龄相关的一般身体功能下降，因此适合老年人锻炼以改变他们的步态和运动模式，建议长者可以坚持太极拳训练，一次半小时，每周至少 3 次。

所有训练都要遵循循序渐进，要量力而行，重在坚持。训练前先热身 5～10 分钟，正式训练时间根据长者的身体情况，通常大约 30 分钟，训练结束后要做 5～10 分钟的整理放松运动，让心率慢慢恢复到训练前的状态，避免运动损伤。

19. 尿失禁

长者最近总是在裤子里小便，这是什么原因引起的呢？

"长者总是在裤子里小便"是长者发生了尿失禁。如果长者不是因为"来不及上厕所"，而是因为尿液排出失去意识控制，自己什么时候"尿裤子"了都不知道，则可能是身体功能和认知功能障碍导致的。

身体功能障碍的老年人活动不便及对身体的控制能力下降，更容易发生尿失禁。

认知功能障碍也是造成老年人尿失禁的密切原因之一。一项关于认知功能障碍老年人尿失禁患病率及预测因素的研究显示,患有认知障碍的老年人尿失禁的患病率最高可达 71%。且有研究表明,痴呆伴发尿失禁长者的认知功能低于无尿失禁表现的长者。因此,认知减退或认知损害可能是导致长者尿失禁的原因之一。这是因为神经中枢功能的退化,使其控制排尿的能力减弱,从而增加发生尿失禁的风险。除此之外,长者患痴呆后性情改变,认知及感知能力下降,也会增加尿失禁的风险。

研究表明,身体功能障碍和日常生活活动能力低下的老年人更容易发生尿失禁。如果老年人能保持比较好的生活自理能力,能自主完成穿衣、进食、上厕所和上下楼梯等日常生活活动,将会降低患尿失禁的风险。因此,建议长者注重身体功能锻炼、认知功能锻炼及日常生活活动能力锻炼。

20. 尿频

长者总是不停小便,但有时是下意识的,忘了刚小便过,应该如何应对?

"不停小便"是尿频的症状,根据不同原因的尿频选择不同的治疗方法。

（1）泌尿系统感染

长者应该检查是否为急迫性尿失禁。急迫性尿失禁特点为尿频、尿急、无法控制排尿,常见于泌尿系统感染患者。长者应首先前往医院检查是否有泌尿系统感染,若存在泌尿系统感染则应该遵从医嘱,积极治疗。

（2）盆底肌功能障碍

盆底肌松弛、膀胱颈和尿道近端过度下移、尿道内括约肌功能障碍等造成的压力性尿失禁。多见于多次生产、有难产史的中老年妇女,典型临床表现为在咳嗽、打喷嚏、剧烈运动时导致尿液不自主地从尿道流出。可进行盆底肌训练,增加憋尿的能力,将小便频率恢复正常,即控制在 24 小时排尿次数不超过 8 次,夜间排尿次数不超过 2 次,每次尿量不小于 200 mL。盆底肌训练又称凯格尔运动,是指长者有意识地对盆底横纹肌进行反复收缩、舒张锻炼,使盆底肌收缩能力恢复正常的锻炼方法。训练方法如下:

第一步:运动前准备。排空尿液,防止疼痛、漏尿和因膀胱内压力增高导致尿液逆流回输尿管所导致的尿路感染。平躺屈膝,双腿闭拢,调节呼吸(如图 2 - 12、图 2 - 13 所示),放松腹部。

第二步:尝试找到盆底肌发力(如图 2 - 14 所示)的感觉。紧闭尿道、阴道及肛门,此感觉如尿急,但是无法到厕所去需要憋尿的动作,或者在小便的时候突然憋住的感觉。这个过程所用的肌肉就是骨盆底肌肉。

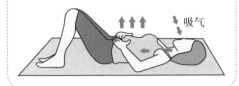

腹式呼吸法

平躺屈膝，双脚闭拢，双手放于腹部

吸气时腹部鼓起

吸气

图 2-12　腹式呼吸吸气示意图

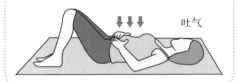

腹式呼吸法

平躺屈膝，双脚闭拢，双手放于腹部

吐气时腹部凹进去

吐气

图 2-13　腹式呼吸吐气示意图

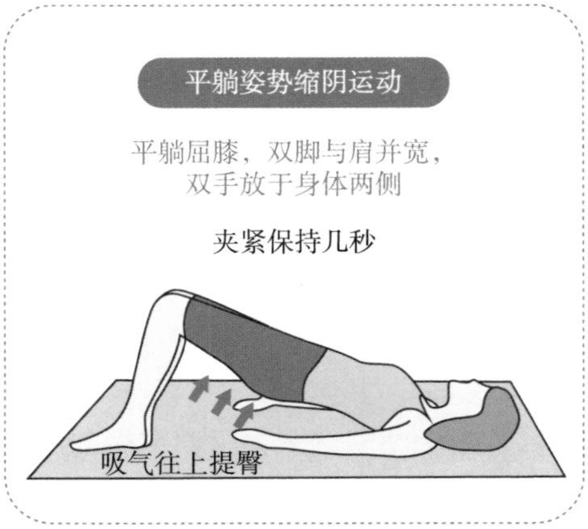

平躺姿势缩阴运动

平躺屈膝，双脚与肩并宽，
双手放于身体两侧

夹紧保持几秒

吸气往上提臀

图 2-14　盆底肌发力

第三步：开始做凯格尔运动。缓慢吸气，盆底肌持续收缩5秒，然后呼气、放松休息10秒。注意不是腹部用力，而是下阴在用力。

第四步：重复第三步，如此反复10～15次为一组，每天训练3～8组。

如果刚开始不能做到上述强度，可以从短时间、少次数开始，并根据自身情况逐渐增加。如果不能较好地掌握该运动，可以在医院康复理疗科进行盆底肌电刺激、生物反馈治疗，找到感觉后，自行在家进行盆底肌锻炼即可。

21. 听力障碍

长者伴有听力障碍应该怎样应对？

听力障碍和认知功能障碍都是随着年龄增长的常见疾病。一项调查研究显示，我国约8.36％的中老年人正遭受不同程度听力障碍的困扰。表现为长者出现明显的言语识别率下降，可以听得见有人在说话，但是听不清具体在说什么；同时由于听觉时阈信息处理能力下降，当交流语速较快或环境嘈杂时，长者的言语识别能力会明显下降。长者由于长期"听不到或听不清"而产生不良情绪，变得不愿意与人沟通。因此，听力下降也会加重长者认知障碍以及痴呆的风险。面对伴有听力障碍的长者，我们不建议照料者一味地提高音量，用特别大的声音去讲话或者"吼"，建议给长者配戴助听器，帮助长者进行听力康复训练。

听力障碍人群的认知障碍评估得分低于听力正常人群，且认知障碍筛查大多通过口头交流进行，长者需要能听清问题并做出回应。听力障碍者可能因为听力下降而混淆口头测试的认知评分，在测试听力受损时可能无法真正反映认知能力下降。因此，对于患有听力障碍的老年人，应仔细进行认知筛查。

22. 语言障碍

长者出现言语迟钝或赘述之类的语言障碍，应该如何应对？

语言障碍是老年痴呆症中比较常见的症状，在疾病进程中，各阶段语言障碍有其不同特点。早期长者能够流畅地进行口语表达，但是其意义不明，有很多新的词汇、自创性词汇，而且虽然长者词语量很多，但表达意义空洞；晚期为语言输出量减少，阅读及书写相对其他语言方面受损更为严重，表现为机械重复别人说的词或短语和刻板语言（毫无意义的词或短语重复）。

故长者早期除了应该进行认知训练之外，对于有语言障碍的长者还应该进行语言康复训练。对于大多数长者，语言训练的重点应该放在保留语言能力和学习使用其他沟通手段上，以弥补失去的语言能力。常用的训练方法有重复练习法、识别图片卡、图片板、借助工作簿和计算机辅助训练等。具体训练内容可从以下几个方面操作。

（1）重复练习法

对某些词语进行重复发音训练，锻炼长者薄弱肌群和面部表情肌。

（2）识别图片卡

选择带有动物（猴子、猫、兔子等）、水果（葡萄、香蕉、橘子等）、动作（吃饭、唱歌、做饭等）的图卡片，要求长者口头命名尽可能多的动物或动作名称。

（3）图片板

将家属和长者活动日常生活中的图片放在一起，方便患者交流想法和与他人沟通，在长者口头表达的时候不要打断，要耐心倾听并给予反馈。

（4）借助工作簿

在工作簿上进行阅读和写作练习。例如，写阅读某篇文章后的读后感。听、说、读、写功能相互促进，有助于重新获得阅读和写作能力。

（5）计算机辅助训练

计算机辅助训练也是常用的语言训练方法之一，通过计算机游戏软件，可以同时改善言语能力、阅读能力、听力和理解力。例如，通过计算机显示图片和找到匹配的词，可以锻炼长者的散发思维和图片与文字之间的联想能力。

四、病耻感、挫败感

23. 猜疑心

长者猜疑心很重，应该怎样进行心理疏导和认知康复？

首先，照料者一定要注意自己的言谈举止，经常和患者交谈，了解长者的内心世界，取得他们的信任。引导患者主动表达心中的不满情绪或怀疑，主动参与心理状态的调控，在患者积极表达自我、自我干预正确时给予及时的鼓励，可以提高患者的康复信心。其次，当患者猜疑时，照料者最好顺从患者的意思，陪他"演"一场戏，或者巧妙地通过其他事情转移长者注意力，从而达到改变其错误决定和行为的目的。

具体举个例子：比如患者怀疑东西被偷了，照料者可以说"好，那我们一起找找吧！"然后假装询问"被盗物品是什么样子的？"用平和冷静的口吻向患者询问详细情况（物品的形状、大小、特征、个数、最后一次看到是在哪里，等等），尽可能问得详细。这种"详细询问"的态度，也是在向患者传达照料者对他们的诉求感同身受。如果患者能够感受到照料者并不是对立的态度，而是体会到他们的焦虑，那么患者相对也会平和一些，情绪不易激动。一起寻找"被盗物品"，一定要让患者清楚地看到我们在用心地帮助他（她）寻找。平时准备备用物品或留意患者物品常放的位置，最好通过提示，让患者自己把东西找出来，解除"东西被盗"的想法。如果东西确实找不到了，可以尝试转移注意力的方法，比如吃点零食、聊长者感兴趣的话题，使其忘记找东西这回事。症状严重者应去看老年科、精神科，由医生做完评估之后，根据情况给予药物治疗。

24. 病耻感

认知障碍的患者出于自尊心较强的原因,低估自己的病情,拒不承认自己有认知问题。这种情况如何处理和进行认知康复?

分析患者拒绝承认自己有认知问题的原因主要有两种:

可能是因为患者自尊心较强,觉得有病耻感,或者是对正常的随着年龄增长出现的认知记忆力减退和病理的认知障碍区分不清。

这时,首先,建议照料者多了解正确的知识和信息,普及给长者,温和地告诉长者这种病不可怕,及时就医可以更早地康复。若长者仍坚称自己没病,不要和他们争辩,可以找长者信赖的第三方(比如长者特别信赖的医生、老师、朋友或亲戚等)帮助劝说。其次,帮助长者进行认知功能康复训练。主要包括记忆力和思维能力的训练。①记忆力训练:可在日常生活中提醒长者多用脑、多看书、有意识地进行记忆活动。如家人的手机号、住址、车牌号;新朋友的姓名、面孔;每天阅读新闻,记住新闻主要事件的内容,第二天进行回顾等。②思维能力训练:与长者进行一些益智游戏,如打麻将、下象棋、打扑克牌等。让长者多与家人、朋友交流,参加社会实践活动,并注意调节长者的情绪。

25. 挫败感——包办还是自理能力训练

患者现在穿衣服经常会穿反,提醒他,他会很懊恼,但照料者也不想完全包办,帮他都整理好,因为怕他形成依赖,以后就不会穿了。照料者怎么做会比较好呢?

患者经常将衣服穿反,可能是存在穿衣失用症。存在这种障碍的患者大多数都伴有定向障碍,如视空间及视空间结构障碍等。由于存在定向障碍,从而对线方向、形状知觉、空间翻转等不能做出正确的判断而出现穿衣失用。若存在空间翻转能力障碍则不能判断衣服正反面,往往也伴有对自身空间的判断能力障碍,如左右定向障碍等。

在患者可以自主完成穿衣动作的情况下,照料者可以通过提醒、监督的形式帮助患者正确穿衣,避免患者形成依赖,失去主动性。如果患者出现错误,照料者应该使用委婉的语言提醒患者,避免患者产生抵触心理。日常训练可以采取辨别衣服的左右端和正反面、分解穿衣动作、给玩偶穿衣等。

1）辨别衣服的左右端、前后面：解释衣服的左右端、前后面的特点，教患者区分左右端、前后面。也可给衣服和裤子的前面做好标记，便于患者识别。

2）给玩偶穿衣：准备一个自备衣服的玩偶，如芭比娃娃。首先给患者介绍正确的穿衣方式，然后将衣服取下，指导长者给玩偶穿衣。

3）分别用 T 恤衫、开衫、套头衫、裤子为患者演示穿衣的分解动作。长者需记住每一步骤，并且熟练掌握。

26. 挫败感——手指操训练出错不耐烦，怎么办

做手指操时，照料者若提醒患者训练做错了，患者会表现出不耐烦，类似的情况应该怎么办呢？

由于手指操训练动作较复杂，需要长者保持注意力集中，非常考验长者手指的灵活性和协调性。若长者未完全掌握动作，做训练出现错误是比较常见的现象。当提醒长者训练动作错误时需要照顾长者的情绪，委婉地进行纠正，适当鼓励长者，并且保持足够的耐心，避免长者的不满或自信心受挫。正确的手指操训练应该遵循安全性、有效性、渐进性和针对性原则。

（1）循序渐进

在长者刚开始训练时，从简单的动作学起，由易到难。应该将第一个动作反复练习，完全掌握后再学习下一个动作。避免操之过急，出现错误后长者信心受挫，难以长期坚持。

（2）动作分解

照料者将手指操各式的动作进行分解，给予正确动作示范。在训练过程中，为长者播放手指操的指导训练视频。由于指导视频步骤清晰，节奏适中，长者犯错的概率更小，也更容易坚持。

27. 挫败感

长者担心自己做错事情而拒绝做家务，怎么办呢？

长者即使在做自己熟悉的事情的过程中也有可能遇到困难，产生挫败感，从而退缩、回避、拒绝训练，最终丧失活动能力。具体可从以下几个方面进行考虑。

（1）降低训练难度

当长者近期表现为动力不足、有挫败感时,照料者可选择降低长者的训练难度。比如有些长者由于病情加重不会用筷子了,那就给长者降低难度,换成使用勺子;或者使用魔术贴取代鞋带,便于长者穿脱鞋子等。

（2）及时给予帮助

照料者也可以选择在训练过程中给予帮助,比如洗脸的步骤可以分为 4 步:将毛巾放进脸盆,打开水龙头;冲洗毛巾;用手紧握毛巾将其拧干;平拿在手掌上擦脸。假如长者在第三步拧干毛巾有困难,这时照料者可以及时帮助长者完成。其他家务或训练内容也一样,当长者进行到某一步有问题时,照料者要给予适当帮助。

（3）关注现存功能

照料者除了可以给予长者适当的帮助外,也可为长者安排一些其现存功能胜任的活动,让长者找到他们的爱好或者还能做的事情,使得长者有机会参与并做出贡献、觉得自己有价值。这个过程中最重要的是照料者要多表扬、多鼓励,不能数落长者,让长者心情舒畅,不再拒绝回避训练。

28. 顺其自然还是坚持训练

长者认为认知训练较累,不坚持的话也会退步,现在只想顺其自然,做一些简单、基本的家务,这样可不可行? 照料者要坚持让他做写字和计算的训练吗?

首先,认知康复训练可以有效改善认知功能和延缓认知衰退。如果照料者感觉长者功能较之前有退步,要及时根据简易精神状态评价量表进行再次评估,并且根据目前的认知水平,建立新的康复训练方案。

其次,如果之前的训练有效果,可以把训练形式进行一些变换,康复训练的内容也可以丰富多彩,尽量选择符合长者兴趣的任务。比如:①执行功能训练:结合日常生活活动相关的内容进行针对性的训练。如穿衣、如厕、修饰、洗浴、认识人民币、学习接打电话、开关电视等。也可以练习更复杂的项目,如使用洗衣机、银行取钱、种花和练习书法等。②计算力训练:根据患者认知功能选择合适的难度,要做到循序渐进,刚开始以最简单的算数运算为佳。或者设计一些与日常生活有关的内容让长者进行计算,如模拟在超市买东西,长者需要计算商品价格和找零的金额等。

五、兴趣活动

29. 兴趣活动的选择

如何为长者选择适宜的兴趣活动，以丰富个人生活呢？

在长者进行个性化的活动之前，一定要了解长者的主要诉求、短期目标和长期目标，为长者制订个性化的兴趣活动训练计划。兴趣爱好的分类有很多种，比如说运动类、娱乐类、乐器类、益智类、园艺类，等等。适合长者的活动需要同时满足趣味性和有效性。

1）运动类的活动如与社区其他老人一起跳广场舞、散步、做手指操等。

2）娱乐类的活动如听音乐欣赏、唱歌、看电影、绘画、写小说、看书等。

3）益智类的活动如搭积木、用麻将搭金字塔、拼图、拼乐高、拆装闹钟、小汽车等。

4）园艺类的活动如种花、制作盆景、设计花园等。

由于认知衰退和身体功能下降，长者通常情绪低落，缺乏外界接触，社会参与度降低，也不愿活动。兴趣活动可以丰富个人生活，降低长者独处时间，降低焦虑和抑郁的风险，防止久坐或常年卧床带来的并发症。照料者可以根据长者的日常生活习惯，每日安排1～2项活动，不断尝试新的活动内容，直到找到既对长者有康复疗效，又能长期坚持的活动。

医疗篇

概览:常言道:"三分治疗,七分护理。"在认知症患者的病程中,护理干预的作用格外重要。目前,阿尔茨海默病已经成为 21 世纪威胁人类健康最严重的疾病之一。据相关研究显示,护理干预不仅可以提高早、中期阿尔茨海默病患者的认知能力,还能降低晚期阿尔茨海默病患者并发症的发生率,提高患者的生活水平。数据显示,96%的阿尔茨海默病患者由家庭成员在家中照料。因此,阿尔茨海默病患者照顾者对护理内容和护理技巧的需求已成为亟待解决的问题。

本篇为帮助患者及照料者早期发现痴呆相关症状及病程,通过科普疾病期患者的生活护理、安全、进食障碍、伴随精神症状、认知功能锻炼、心理及护理难点等系列问题,提出专业建议及护理技巧。旨在丰富患者和照料者的疾病知识和护理技巧,有效预防或延缓疾病进程,提升老年痴呆患者的认知功能、肢体功能、生活质量和安全保障。

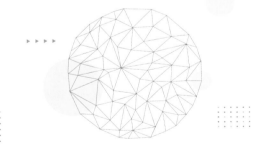

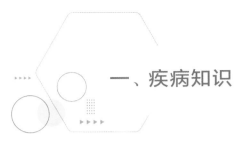

一、疾病知识

1. 早期症状判别

如何帮助轻度认知障碍患者？

轻度认知障碍是阿尔茨海默病连续谱中的痴呆前期症状状态，是介于衰老所致认知功能衰退、增龄相关记忆障碍与痴呆之间的过渡性或痴呆前期的病理状态。临床中，向患者及家属宣教识别轻度认知障碍临床症状的方法主要有两种。首先，患者可以通过自身察觉异常，例如记忆力出现丢三落四、容易忘事等。其次，通过家属观察其行为习惯或说话、推理、判断能力是否下降，一旦发现以上症状可到医院进行量表评估。同时，为延缓疾病进展，有效缓解临床症状，应同患者及家属共同积极寻找轻度认知障碍可干预的风险因素，进行早期干预。

（1）有效控制血管性风险因素

有研究显示，糖尿病、高血压、血脂异常等代谢系统疾病与轻度认知障碍的发生风险密切相关。因此，应注意调整生活方式、戒烟、戒酒、保持充足的睡眠，同时进行适当的有氧运动锻炼，如做八段锦、打太极拳、跳广场舞或者是根据患者的喜好进行全身运动。具体方法为：身体处于立正位，依次进行头部前后左右旋转、肩部旋转、双臂来回屈肘、双手相互击掌、交替出拳、双腿并拢半蹲进行绕膝、左右脚轮换测点以及踢腿等运动。每天坚持运动，不但可以对高血压、高血糖及高血脂有积极的干预作用，而且可延缓轻度认知障碍患者的大脑灰质及白质萎缩，稳定病情，改善患者的认知功能。

（2）心理干预

有研究显示，伴有抑郁症状的轻度认知障碍患者痴呆的发生率明显增高。因此，部分轻度认知障碍老年人存在焦虑、抑郁等症状时，家属应多予以陪伴、多沟通，遇到沟通冲突时宜暂停并转移话题，切不可顶撞及训斥患者，要给予充分理解、尊重，耐心对待患者。鼓励患者拓展社交，多外出转转，时常与亲朋好友聚集。除此之外，还可以远程报名学习记忆训练、回忆、认知刺激和社会干预的相关课程，从而改善患者抑郁、焦虑等不良情绪，达到有效控制轻度认知障碍进展。

（3）穴位按摩

双手梳头、指尖叩头以及按摩百会穴、搓脚心等方法，可疏通经络气血，改善瘀阻脑络，从而改善轻度认知障碍。

（4）药物干预

轻度认知障碍的治疗药物包括胆碱酯酶抑制剂、美金刚、银杏叶、非甾体类抗炎药等，照护者按医嘱给患者服用。

2. 疾病分期辨别

如何帮助家属辨别认知障碍的程度？

在日常生活中，经常听到："我记忆力差、遇事老容易忘，担心自己是不是老年痴呆了。"认知障碍不是痴呆，但是痴呆属于认知障碍的一种，认知障碍主要就是学习和记忆方面的障碍。那现实生活中如果家人出现了相关的症状，我们作为家属或者照护者该如何去辨别患者认知障碍发生的程度呢？为了便于家属及照护者的理解，我们将认知障碍各期的相关指征表现形成表格（表3-1），通过它不仅能明确分辨出各期的变化，还可以知晓患者有无出现认知障碍加重的情况。

表 3-1　认知障碍的程度

痴呆前阶段		痴呆阶段		
轻度认知功能障碍前期	轻度认知功能障碍期	轻度	中度	重度
这个时期未出现认知障碍症	主要会出现学习、保存新知	主要出现的症状是记忆力障碍，出现记忆力	在轻度障碍的基础上加重减退，原已掌握的知识和技巧也会出现	在上述症状逐渐加重的基础上，也会出现情感淡漠，哭笑无

痴呆前阶段		痴呆阶段		
轻度认知功能障碍前期	轻度认知功能障碍期	轻度	中度	重度
状，或者只会出现轻微的记忆力减退	识能力下降的问题，不影响日常生活，还未达到痴呆的程度	减退、日常忘事的情况。发展到后期可能会找不到回家的路，容易出现疲乏、焦虑和消极情绪，也会出现不爱清洁、不修边幅、暴躁、易怒、自私多疑等情况	明显的衰退，如在家中找不到自己的房间，还会出现失语、失用、失认等情况。有些患者还可出现癫痫、帕金森病，甚至一些患者还会出现性格上的改变，如原来内向的现在变为外向，更甚者会做出丧失羞耻感的行为（随地大小便）	常，丧失语言能力，以致不能完成日常简单的生活事项，如穿衣、进食。长期卧床，失去与外界的接触能力，四肢出现僵硬或瘫痪，大便失禁，此阶段患者也会出现肺炎及尿路感染、压力性损伤及全身性衰竭等症状，最终会导致死亡

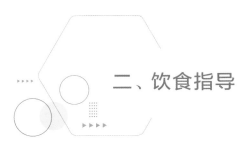

二、饮食指导

3. 饮食安排

对于不同的认知障碍患者，如何安排特定的饮食？

认知障碍的患者无论是在营养需求方面，还是在饮食结构方面，肯定都与正常人存在一定的差异。合理的餐饮供给，不仅是良好生活品质的保证，也在一定程度上影响着疾病的发生与发展，所以认知障碍患者的营养问题向来是家属及照护者关注的一大重点，要格外留心。

由于认知障碍发病机制极其复杂，病因各不相同，部分认知障碍的类型尚缺乏有效的治愈手段。研究人员发现，平衡合理的营养摄入量有助于降低认知功能老化，减少认知障碍发生风险，但过量营养或营养缺失也可以导致认知功能的老化。所以，饮食供给作为一种可以进行干预的方式，格外受到家属与照料者的关注。下面根据患者认知障碍的分期，我们汇总了日常照料中饮食需要注意的问题。

（1）遗忘期（轻度）

此阶段日常生活自理能力尚好。患者宜平衡膳食，既要适当控制能量，又要补充足够的营养素，维持理想体重（kg）：男性为［身高（cm）－100］×0.9；女性为［身高（cm）－105］×0.92。患者每天都要根据我国居民均衡饮食宝塔标准的推荐摄入量安排膳食，并做到定时定量，避免暴饮暴食、挑食、偏食，导致营养失衡。国际上主要推荐干预神经退行性延迟（MIND）饮食。MIND饮食建议多摄入健康的食物，少摄入不利于大脑认知功能的食物。MIND饮食建议每周至少食用4次豆类;每周至少食用 1 次鱼类,优先选择三文鱼、金枪鱼等富含脂肪酸的鱼类;每天食用 10 g 坚果;少吃精米、白面,主食中全谷物(未经精加工,大麦、荞麦等)应占至少 1/3;每周至少食用 2 次家禽肉,但要避免煎炸的烹饪方式;每天都要吃绿叶蔬菜。此外,每天还要增加西红柿、茄子等非绿叶蔬菜的摄入;每天摄入两种及两种以上蔬菜会显著减缓认知功能下降;水果优先选择草莓、蓝莓等浆果类,每周至少食用 2 次,其具有良好的记忆性能和对大脑的神经保护作用;薯条、炸鸡等油炸食品,每周不超过 1 次或不吃。

猪肉、羊肉、牛肉等红肉,每周食用量应不超过 4 个手掌大小;甜食、黄油及糖油混合加工零食包括奶酪类的食品,一周不得多于 1 次。

(2)失衡期(中度)。

在这一时期,患者记忆和认知能力都严重衰退,身体平衡与协调的功能也出现了困难,穿衣、进食、上厕所等都需人帮忙,且行走不稳,昼夜颠倒。在饮食上应多加注意,这一阶段的患者宜以稠大米粥为主食,菜肴宜制作成厚糊状,照料者使用汤匙喂食。凡需要打成厚糊状的菜肴一定要先制熟再打碎。若用生食直接打碎再煮熟,会使其变成硬块,难以吞咽。营养搭配参照上述 MIND 饮食。

(3)痴呆期(晚期)

在这阶段患者认知功能严重衰退,不认识家人,面部无表情、笑容,肌肉变得僵硬,大小便失禁,吞咽困难,丧失生活自理能力。

需要在医护人员评估后进行胃管置入。若患者不能适应鼻饲饮食,可进行空肠造瘘或胃造瘘。若再不适应,则采用静脉营养。这一阶段的患者禁止经口饮服牛奶、豆浆、果汁、菜汁、白开水、药片等,否则易呛咳,发生误吸,引起吸入性肺炎。市面上鼻饲膳食商品繁多,如要素膳(由人工配方配制,是一种含有人体需要的营养成分,易于消化、吸收的无渣饮食,如能全力)、匀浆膳(是一种具有充足热能、合理配比、营养全面的平衡膳食)等。要素膳在肠道可直接被吸收利用,但渗透压较高。患者也可食用整蛋白型匀浆膳,居家可自制(用牛肉、猪里脊肉、牛奶、鸡蛋、馒头等天然食物按需要量配制),需要经过肠道消化才能被吸收利用。

4. 进食注意事项

照护认知症患者进食应注意哪些方面?

当照护认知症长者的时候,尽可能多地去发现患者青睐或不喜欢的食物是很重要的,但在进食前进行以下方面的评估更重要,这关系到患者的进食安全。我们总结了以下几点注意事项。

(1)评估患者是否存在吞咽功能障碍

洼田饮水试验(具体方法详见本篇第10题:吞咽困难)。

(2)选择安全的食物

存在吞咽障碍的患者,应避免食用咀嚼困难、水分少等食物,如年糕、糯米、鱿鱼、章鱼、蘑菇、坚果类馒头等。推荐选择半固化或糊状、便于咀嚼和吞咽且不易在咽部及食道黏膜上残留的食物,如土豆泥、果泥、南瓜粉等。在准备食物时,尽可能保证色香味俱全,颜色较为鲜亮,以便于刺激患者食欲。针对不存在吞咽障碍的患者,可以准备其喜欢的食物,注意营养搭配(可参照本篇第3题:饮食安排)即可。避免选择黏滑的食物,固体和液体要分开进食。

(3)营造安静的进食环境

保持安静舒适、轻松愉悦的进食环境,避免干扰,家属也不要大声交谈,防止分散认知症患者的注意力。

(4)选择适宜的餐具

根据患者的进食情况选用适宜的餐具,如加粗手柄的调羹、鸭舌杯、广口吸盘碗等(如图3-1所示),以便于顺利完成进食。

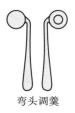 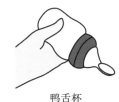 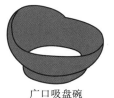

弯头调羹　　　　　鸭舌杯　　　　　广口吸盘碗

图3-1　餐具示例

(5)选择正确的进食姿势

协助患者坐起来进食,避免侧卧或躺着,尽量在餐桌旁进食,避免在床上进食。

(6)保证每口食物全部吞下

指导患者要将食物在口腔内嚼碎后再慢慢咽下,每口食物要反复吞咽几次,使食物全部通过咽部,确认口腔内无残留后,再吃第二口。在进食过程中,要有足够的耐心,不要催促患者,进食后要喝水冲洗口腔和消化道,防止残留食物或液体进入气道,对患者的健康造成严重影响。

5. 吃变质食物（异食癖）

患者吃变质食物,该如何纠正?

首先,应明确患者吃变质食物的原因,是因为身体内缺乏某种微量元素,还是因为患者自身认知障碍,导致误食变质食物。

如果是因为身体缺乏微量元素,导致患者吃变质食物,应立即寻求专业医师的帮助,及时补充患者体内所缺的微量因素,协助患者逐渐改正饮食习惯。在此过程中,应给予患者适当的表扬以增强患者的自信心。

如果是因为自身认知障碍,照料者在照顾患者的日常生活中,直接以粗暴的言语行动制止患者不要乱吃东西往往会适得其反,或者导致其情绪不稳定、抑郁及冲动。最好的办法是远离变质食物,照料者应当及时处理残余食物,避免患者接触,准备好新鲜的饮食,协助患者进食。

如果患者进食了变质食物,家属也不必惊慌,如进食量小,可以通过刺激腭垂的方式进行催吐;如进食量大,患者可能出现呕吐、腹痛、腹泻等症状,应及时送往医院进行治疗。

6. 吞咽困难

吞咽困难患者喂水、喂食要点有哪些?[①]

吞咽困难是由于食管、喉咙、口腔等多种原因造成的一种症状,也是认知障碍患者比较常见的一种症状,所以在处理患者进食问题时,首先需要了解患者吞咽困难的程度,临床上最常用的方法便是洼田饮水试验(方法详见本篇第10题:吞咽困难),其次我们还需要进行容积-黏度吞咽测试(详见本篇第14题:吞咽障碍),通过观察患者的症状来确定进食进水的注意事项。预防误吸、窒息是吞咽障碍患者进食中需要考虑的重要因素。因此,需要安全的喂食指导。喂食指导是通过针对性的指导帮助患者有效地摄取食物,以保证机体需要。喂食指导包括以下几方面。

（1）进食环境和口腔准备

进食和吞咽是一种日常活动,并不需要过分顾虑。然而,存在吞咽问题障碍的患者需要格外注意,以利于吞咽和防止误吸。吞咽困难患者要在安静的环境下进食,避免分心,这是非常重要的。进餐时禁止讲话,否则会影响吞

---

① 上海金福居敬老院许永春、丁远峰副院长起草了这一问题的文字初稿和配图。

咽。经口进食前要评估患者口腔情况,包括痰量、口水量、咳嗽能力,并指导患者完成进食前的准备。

（2）进食体位与姿势（如图3-2所示）

在不改变患者吞咽生理的情况下,通过姿势来改变食物通过的路径,以改善患者吞咽障碍的方法。采用利于患者吞咽安全,不导致渗漏和误吸而又不容易引致患者疲劳的体位和姿势。如保持端坐卧位可以减少误吸的风险;能坐就不要躺;头颈部屈曲可以缩短食团在咽腔通过的时间并减少吞咽后的咽腔残留。

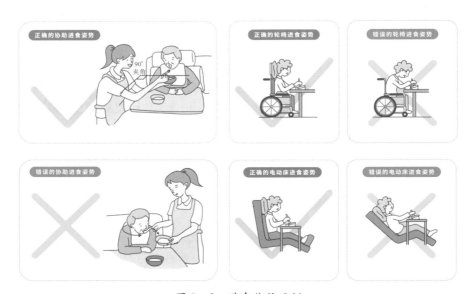

图3-2 进食体位示例

（3）食物调配及选择

根据吞咽障碍患者出现障碍的不同时期所选择的食物有所不同,主要从患者容易吞咽而又不引起误吸的因素考虑,必要时在吞咽造影下进行选择。食物选择除了对质地有要求外还要兼顾食物的色、香、味及温度等。临床应用应注意:①首选的食物是糊状食物;②可根据吞咽器官障碍部位导致的吞咽障碍阶段,因地制宜选择适当的食物并进行合理配制;③食物不能放置过久,过久容易变稀,导致呛咳;④合理使用增稠剂,改变液体或食物的性状。

（4）进食技巧及餐具的选择

为减少误吸的风险,应调整合适的进食速度,前一口吞咽完成后再进食下一口，避免两次食物重叠。另外，还要注意餐具的选择，采用边缘钝厚、匙柄较长、容量 5～10 mL 的匙羹为宜，便于准确放置食物及控制每匙食物量。食物放入口腔时可用勺子轻轻下压舌头，增强感觉，引起吞咽反射。

（5）一口量

即最适合于吞咽的每次摄入的一口量。如果一口量过多，食物将从口中漏出或引起咽部残留导致误吸；一口量过少，则会因刺激强度不够，难以诱发吞咽反射。一般根据食物容积黏度测试的结果确定患者一口量，选择合适的量，先以少量尝试，可尝试 2～3 mL，然后酌情增加至患者所需要量。为防止吞咽时食物误吸入气管，可结合声门上吞咽法训练。另外，根据患者的吞咽功能情况，指导患者改变和调整饮食习惯，提醒其放慢进食速度，以防误吸。摄食时间应控制在 30 分钟内，避免过度劳累。

7. 戒酒问题

老人很喜欢喝酒怎么办？应该戒酒吗？

发生痴呆的患者中，有 56.6％曾有酒精滥用史。综合查阅相关资料，酒并不是完全有害的物质，甚至中国营养学会也将适量饮酒写入《中国居民膳食指南》，建议居民适量饮酒。因此，对于老年人而言，是否戒酒还需根据老人的具体情况而定。俗话说，小酌怡情。酒不仅能促进睡眠、减轻压力，还能愉悦心情。因此，在老人身体无饮酒禁忌症的情况下，可以适量饮酒（可根据患者原先饮酒的量进行减量）。但是，对于身体有慢性疾病且口服药物的情况下，为了防止疾病恶化或影响口服药物药效，老人应在医护人员的建议下决定是否戒酒。

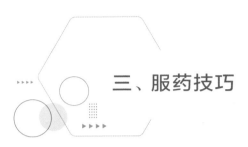

三、服药技巧

8. 忘记吃药

如何解决认知障碍患者忘记吃药的问题？

认知障碍患者会出现记忆力下降，常常会出现忘记吃药、吃错药，或不按照剂量服药的情况。因此，对于轻度认知障碍生活能够完全自理的患者，建议将服药时间固定在一个时间段，比如，每天需要服用一次的药物，可以根据药物的作用机制，固定在早晨 8 时，或晚上 8 时服用药物；不在此时间段服用的药物可以在手机里设置服药提醒的闹钟，定时提醒吃药，铃声也可以选择录入患者比较喜爱的人的声音。铃声内容可以个性化设置，比如是"爷爷，该吃药啦"。这样，不仅有提醒患者按时服药的作用，还可以提高患者服药的积极性。

有条件者可以给患者准备一个可以定时提醒的电子分类药盒。它有 7 个小格可以盛放 1 周用量，每顿的药由照料者放在一个小格子里，每天早、中、晚放好，不仅避免患者漏服、错服，还便于照料者或患者自行检查。将需要服用的药物按照种类、剂量分好每天早、中、晚，再用不同颜色的药盒区分，这样不仅服药方便，还能准确地判断出自己是否有按时、按量服药，避免忘了吃或者重复吃。也可在患者手机或照顾者手机里下载专业服药 APP，在下载的 APP 中设置每日服药时间及频次。

对于高龄患者、使用智能手机不便的情况，亲属或照料者下载专业 APP 后，还可在通讯录中选择需提醒的服药人，在设定的服药时间通过微信、电话、短信等方式及时提醒对方吃药。另外，子女可以手工制作一个吃药指示卡(如图3-3所示),贴在药盒上提醒患者吃药时间、剂量、餐前餐后等。对于中、重度认知障碍患者,患者服药时必须有人在旁陪伴,确保患者准确、按时按量地服用药物。而且服药后,照料者也要注意观察患者有何不良反应,及时告诉医生,确保每次药物按时按量服用。

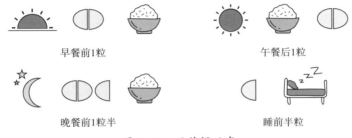

<table>
<tr><td>早餐前1粒</td><td>午餐后1粒</td></tr>
<tr><td>晚餐前1粒半</td><td>睡前半粒</td></tr>
</table>

图 3-3　服药提示卡

9. 拒绝吃药

吃药难沟通、拒绝吃药怎么处理?

认知障碍的患者出现服药依从性差其实是很常见的问题,也是困扰着许多照料者的难题。首先,照料者应与患者建立信任的关系,与患者沟通时,照料者应在患者的视线内,目光正视,让患者明白照料者是在帮助他,消除患者内心的不安情绪,耐心取得患者服药的配合度。认知功能障碍的患者会因为脑部受损引发饥饿感的丧失、日夜颠倒,进而导致进食时间紊乱。其次,建议照料者将患者的服药时间与进食时间相协调,或在进食时将药物混入患者喜爱的食物中,如糕点、甜品等,以此减少患者拒绝服药的情况。患者就餐时,应确保充分的用餐时间及安静的环境,或播放舒缓的音乐,让患者情绪保持稳定,避免分散注意力,顺利服药。若仍无法使患者继续口服药物治疗,可咨询专业医师,根据药物的药理作用转换药物剂型,如片剂换为贴剂,在患者不抗拒的前提下,贴于患者身上。

10. 吞咽困难

对于有吞咽障碍的患者,如何解决口服用药问题?

其实,药物也是一种不安全的食物,认知障碍患者难免会有一些长期口服药,服药时照料者要在患者身旁,尤其要注意预防"药片噎食"。那么,作为照料者该如何更好地帮助吞咽障碍患者服药呢? 从照料者的角度,我们罗列了4种吞咽障碍的评估方法,为照料者照料吞咽障碍患者服药安全提供参考,这4种方法分别为反复唾液吞咽试验、洼田饮水试验、GUS吞咽功能评估、才藤荣一吞咽障碍7级评估法。其中,洼田饮水试验分级明确清楚,操作简单,最为常用。此试验在对吞咽功能进行评估时,让患者采取正端坐姿,记录喝下30 mL温水所花的时间及咳呛情况。评分越高,表示吞咽障碍越严重。洼田饮水评分测定具体见表3-2。

表3-2　洼田饮水试验

分级	判断
1级:可一次喝完,无呛咳 2级:分两次以上喝完,但无呛咳 3级:能一次喝完,有呛咳 4级:分两次以上喝完,有呛咳 5级:屡屡呛咳,难以全部喝完	正常:1级,在5秒内完成 可疑:1级,在5秒以上完成;2级 异常:3级;4级;5级

经过洼田饮水试验的评估,可将患者吞咽功能分为正常、可疑及异常。吞咽功能正常者护理上无需干预。对于吞咽功能可能存在障碍时或轻度吞咽障碍时,照料者在喂养过程中应注意患者的服药体位、药物的性状、吞咽姿势,如抬高床头30~90°夹角、片剂磨成粉剂、头颈部伸展等措施。当洼田饮水试验结果显示吞咽功能异常时,则归纳为中、重度吞咽障碍的患者,应及时寻求医生帮助,必须使用口服药进行治疗时,可根据医生的判断选择留置鼻胃管或鼻肠管,将口服药物溶于水,经留置管理注入辅助治疗。

11. 同时有精神疾病的患者如何监督吃药

如何提高有抑郁症、幻觉、自杀倾向的认知症患者服药的依从性?

精神类患者服药依从性的常见原因有自知力缺失、受精神症状支配、有自杀倾向以及恐惧药物不良反应。针对以上常见原因,改善方法罗列如下。

(1) 自知力缺乏

对于不承认患病或不能正确认识疾病的患者,照料者可以通过科普文章或视频,提升患者对自身所患疾病的认识,了解疾病的特点及危害,并从患者情感、语言、性格等方面,帮助患者认识自身的疾病表现,让患者从心理上接受疾病,从而取得患者在治疗方面的配合。

（2）受精神状况支配

受精神状况支配的患者通常会出现妄想、幻觉、多疑的症状，认为自己不能接受治疗，错把治疗药物当毒药，因而对治疗有强烈抵抗情绪。照料此类患者时，切不可采取任何强制措施，应鼓励患者与外界沟通，转移患者的注意力，如散步、游泳、练瑜伽等，减少患者独处的时间，避免患者陷于各种精神症状，阻碍治疗的进展。

（3）有自伤、自杀倾向

患者心理状态是疾病治疗重要的影响因素。患者由于疾病周期长，长期用药也未治愈，经济负担不断加重，内心愧疚于家庭，常常会引发不良的心理状态，进而导致患者出现自伤、自杀倾向。因此，照料者在照护过程中需重点关注患者的心理动态，对患者需做到态度和蔼、语言柔和，严密观察患者病情，尤其要管理好药品，做到服药到口，尽量将药品放在患者接触不到的地方，杜绝患者发生私自藏、存大剂量药物，企图尝试一系列自杀行为。当患者出现低落情绪时，可给予正念、冥想、运动等辅助方法改善，也可鼓励患者在合适的场所进行合理的宣泄，如倾诉内心、哭泣、打沙包等，必要时请专业咨询师或服用药物进行心理干预。

（4）恐惧药物的不良反应

药物治疗时，需向患者讲解用药目的及常见不良反应，耐心解释患者疑虑，让患者充分了解药物治疗的重要性，消除患者对药物治疗的顾虑。对于此类患者，应加强沟通，讲述成功案例，强化药物治疗的重要性，减轻患者的心理压力。照料者可以督促患者采取每日服药打卡及心理情况记录反馈，必要时可咨询医护人员。除此以外，通过深呼吸、心理暗示等方式来缓解患者的恐惧心理，提升患者药物治疗的依从性。若遇到实在难以逾越的心理因素，照料者可将药物进行"伪装"，让患者在不知情的情况下完成药物治疗，如图3-4所示。

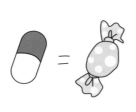 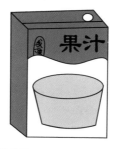

图3-4　药物"伪装"

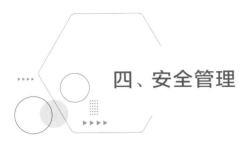

四、安全管理

12. 预防跌倒

如何预防老人跌倒？

跌倒在老年人群中发生率高,不仅影响老年人的健康,也降低其生活质量。其实,通过科学的方法可以大大降低跌倒的发生率。这里主要从个性化评估老人跌倒的因素、生理因素、药物因素及外界环境因素进行预防指导。

(1)个性化评估老人跌倒的因素

照料者根据患者的实际情况,准确评估老人存在跌倒的风险因素,如年龄≥70岁、肢体活动障碍、视觉退化、使用降压药、使用降糖药、视觉退化、使用镇静药、使用利尿药、没有方向感、有跌倒史等。

(2)生理因素预防

高龄老人具有基础疾病多、自理能力下降、视力听力下降等特点。对于因年龄带来的机体退行性改变,照料者可在一定程度上帮助老人科学安全地锻炼,在提升老人灵活性、反应力、平衡力以及柔韧性的基础上,实现预防跌倒的目的。适用于老人常见的运动有打太极拳、散步、慢跑、打乒乓球、跳交谊舞等。此外,老年人清晨起床时,提倡遵循"三部曲":平躺30秒,坐起30秒,站立30秒,确认身体无不适再行走。

(3)药物因素预防

随着年龄的增长,人体功能也会逐渐退化,慢性病也随之增多。因此,对于长期使用治疗慢性病药物的老人而言,充分了解药物不良反应十分重要,需严格遵医嘱服用,当药物治疗方案改变时,要留心观察身体反应。因此,建议服药后最好先原地休息,避免即刻外出。如果服药后在家中活动,动作要缓慢。

常见药物及不良影响汇总如下。

1)降压药。代表药物有美托洛尔、特拉唑嗪、苯磺酸氨氯地平等。高血压患者血压波动性较大,会出现活动时血压升高、休息时血压较低的情况。在服用高血压药物后可能会出现不同程度的不良反应,如直立性低血压、短暂性意识丧失等,从而使跌倒的发生率增高。

2)降糖药。代表药物有阿卡波糖、二甲双胍、伏格列波等,在服用降糖药期间会出现不同程度的低血糖症状,如花眼、心慌、手抖、出冷汗等,从而使服药者的跌倒风险增加。

3)镇静药。代表药物地西泮片、思诺思片、艾司唑仑(舒乐安定)片等。服药会后会抑制中枢神经系统,产生嗜睡、头晕、乏力等人体平衡失去控制的表现,从而引起跌倒。

4)利尿药。代表药物有呋噻咪、螺内酯、氢氯噻嗪等,利尿剂的使用会使患者在短时间内出现电解质紊乱,导致服药者出现嗜睡、头晕、乏力而跌倒。

(4)外界环境因素

1)住:居家患者必要时进行家庭设施地更改,比如浴室、卫生间装有扶手等,方便老人站立或者蹲下。居住的地板最好避免使用易滑的瓷砖,有条件的家庭可以使用防滑地毯。将老人的卧室和活动区域集中于一层楼,减少老人攀爬楼梯的频率。夜间入睡后,房间里的过道、走廊、卫生间需留有夜灯,房间灯的开关上贴有反光纸,避免老人起夜时找不到开关。

2)衣:给老人准备合适的衣服,避免肥大拖地,衣服的材质最好选用棉织品,每件衣物避免有复杂的装饰,如拉链、挂饰等。此外,在颜色的选择上,外衣要亮丽一些,比如红色的、粉色的、绿色的,甚至带花样图案的衣服。

3)行:无论是外出的鞋子,还是居家拖鞋都需要低跟防滑底,避免过厚鞋垫影响脚感。此外,还应避免穿带有鞋带的鞋子,最好穿布鞋(图3-5)。对于存在认知功能障碍的患者,还需在老人的衣物上存放信息卡,以备老人

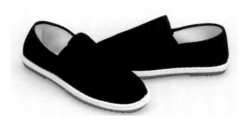

图3-5 布鞋

外出出现意外时能及时联系到亲属。

13. 压力性损伤

如何预防认知症患者的压力性损伤?

压力性损伤是在多种因素的共同作用下发生的结果,包括患者的年龄、基础疾病、活动能力、营养状况等。压力性损伤的高发人群多见于长期卧床、体形消瘦、基础疾病多、自理能力差、高龄以及存在认知症的患者。压力性损伤在日常生活中又被称为"褥疮"。压力性损伤可表现为完整皮肤或者开放性溃疡,可能会伴有疼痛感,发生部位多见于骨骼隆起部位,如足后跟、骶尾部和肩胛骨等。

(1)环境改变

长期卧床的患者会有出汗较多或大小便失禁的情况,应及时更换衣物,做好二便后清洁(女性建议使用纸尿裤,男性建议使用尿袋),保持皮肤、衣物及床单元(床单、被套、枕套)清洁干燥,避免褶皱及碎屑。多准备柔软吸汗的床上用品及贴身衣物。

(2)营养摄入

当患者偏瘦或者出现低蛋白水肿症状(通过医生检查后确断)时,如出现双下肢水肿或全身水肿的症状,照料者应保证患者优质蛋白质的摄入,如牛奶、鸡蛋、瘦肉等,或准备患者喜爱的食物,保证营养均衡。同时做好水肿部位皮肤的护理,接触时动作轻柔,做好自己及患者的指甲修理,防止划伤。

(3)体位护理

照料者应根据患者的活动能力协助翻身,每2小时1次(夜间按实际情况可调节为1~1.5小时或2~3小时翻身1次)。在没有病情限制(瘫痪、呼吸受限)时,可选择左、右侧卧位及平卧位,如有限制,以医嘱为准。平卧时床头可抬高30°夹角,充分抬高足跟。除非病情需要,避免长时间摇高床头。翻身时动作轻柔,不要出现拖、拉、拽的动作,重点观察容易受压部位处皮肤(如骶尾部、肩胛部、脚后跟),一旦发现异常情况(发红、水泡、破溃)需及时采取措施进行处理。如果患者活动非常受限(肢体均无法活动),翻身时间可缩短,同时使用气垫床,以患者病情为参考,设订翻身时间。翻身要求同前。

(4)预防保护

提前做好皮肤保护,可以降低压力性损伤的发生率。在患者经常受压的部位(与体位相关)使用水胶类敷料、泡沫敷料(图3-6),可以起到预防作用,其余同体位护理。

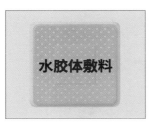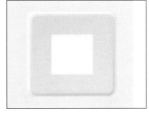

图3-6 各类敷料

14. 吞咽障碍

如何处理吞咽障碍?

调查显示,认知障碍患者由于对食物信息判断能力差,可能不认识食物,没有进食欲望,动作迟缓无力,吞咽动作无法顺利进行,常常会出现摄食障碍,也不利于照料者有效制备食团,严重影响患者的食物摄入及生活治疗。所以,在解决这个问题之前,首先要清楚患者吞咽障碍的等级。

(1)评估患者吞咽障碍等级

对于认知功能障碍的患者,首先应确认其吞咽障碍的程度,临床上最常用的方法便是洼田饮水试验,其次还需要进行容积-黏度吞咽测试(图3-7),通过观察患者的症状来确认风险。

(2)吞咽障碍的护理

1)注意患者进食时需要坐起的特殊情况,进餐后让患者坐位休息30~60分钟。进食前、后给予漱口,以便及时发现和清除残留食物。

2)鼓励小口进食,尽量用健侧进食,允许患者有足够的进食时间。

3)将进食的饮料、食物用凝固粉调节到最有利于患者吞咽的形状。

4)在进食更多食物前,要确保前一口食物已经完全咽下。

5)如果患者出现呛咳,及时停止进食。

6)进食过程中切忌和患者闲聊、说笑话,以免造成误吸。

(3)康复训练

1)选择合适的环境和时间进行康复训练,尽量避免外界干扰,让患者采取坐位,对其反射区使用冰棉棒进行刺激。从后腭弓、软腭、腭弓、咽后壁和

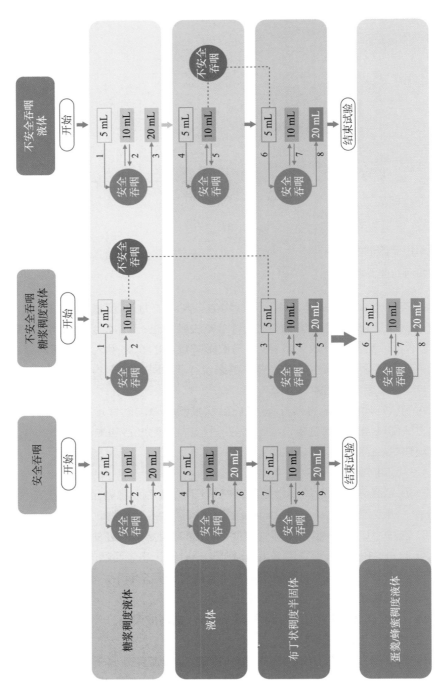

图 3-7 容积-黏度吞咽测试

舌后根依次涂擦(图3-8),然后让患者做吞咽动作,从而刺激吞咽反射。

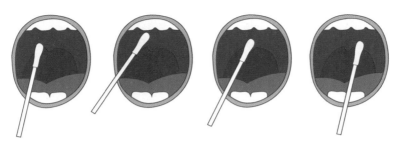

图3-8 冷刺激示例

2)通过位置的调整能防止咽部残留物流入呼吸道,保持坐姿,颈部前屈,防止误吸。

3)反复吞咽:去除咽部残留物,一口食物多次吞咽。

4)轮换吞咽:不同形式的食物交替吞咽,有利于去除咽部的残留物,如固体食物和液体食物交替吞咽。

5)健侧吞咽:将食物放入健侧吞咽,增强健侧的吞咽能力,同时带动患侧吞咽。

6)还可以进行吞咽障碍的康复操训练,如头颈活动恢复训练。患者端坐,保证手肘关节的固定,适当调节呼吸频率,同时轻柔进行双手肩关节的耸肩活动及画圈活动,每个动作2～5次,双眼平视前方,尽量保持下颌与颈部垂直,分别进行左→右→上→下→左上→右上→左下→右下方向的平缓匀速运动,每次可进行2～5个完整的米字运动。当然,还包括下颌运动、唇的运动、咽的运动,等等,照护者可采用播放视频的方式让患者跟随练习。

15. 误吸问题

老人吃东西误吸怎么有效发现、预防和处理?

患者由于吞咽功能障碍,在进食的过程中容易发生误吸甚至窒息,导致呼吸道阻塞,无法进行气体交换,如不及时采取措施,可导致死亡,对患者生命安全造成严重威胁。为了减少患者窒息的发生率,保障患者的生命安全,我们需要掌握误吸后患者的表现。

误吸是指胃内容受重力作用或因腹内压、胃内压增高,导致胃内容物逆流进入咽喉腔及气管内。误吸的临床症状可分为显性误吸与隐性误吸。

（1）误吸的表现

显性误吸的临床表现有进食时呛咳、咳嗽，进食时或进食后出现喘息、胸闷、呼吸困难甚至加重。间接提示可能存在误吸的现象有：恐惧进食或厌食、进食量较平常突然或逐渐减少、无其他原因的进行性消瘦。在老人感冒、患其他急性病或喝水、牛奶等流质饮食时，误吸发生率会明显增加。隐性误吸时，轻者会表现为急促咳嗽，重者可出现呼吸困难，甚至窒息、死亡。

（2）误吸的预防

首先，先评估一下患者的吞咽功能（具体操作方法详见本篇第 10 题：吞咽困难）。一般患者可能会因为牙齿松动、咀嚼肌能力下降等吞咽功能问题而引发误吸。对于此类患者，照料者应该选择容易吞咽、密度均匀的糊状食物，要求黏性适当，不易松散，不易残留，必要时给予半固体。食物的种类以高蛋白、高维生素为主，保证色香味俱佳，以便于增强患者的食欲。经口进食一般选择端坐位，如患者身体情况不允许，也可以让患者采取躯干与地面成 45°夹角或以上角度，也可以选择躯干 30°夹角仰卧位，头前屈进食。进食完毕后应该保留端坐位 30 分钟至 1 小时，防止食物反流到咽部引起误吸/窒息。进食/喂食时使用勺子，严禁使用吸管。以每口 3～4 mL 为宜，也就是平时常说的一口量，以家庭常规汤勺一勺为宜。进食速度不宜过快，每进食一口都需要让患者吞咽数次，以口腔内没有残留食物为准，确保食物被完全咽下。如吞咽障碍较为严重患者，可在医院进行鼻胃管的置入，接受专业的照护。

（3）误吸的应急处置

1）咳嗽：长者意识清楚的状况下，鼓励其咳嗽、咳痰，照料者协助拍背尽快将异物咳出。

2）掏取：咽喉壁异物如张嘴可见，可以用手或筷子取出，但老人如出现窒息或意识障碍，不能自行咳出异物时，应立即送往就近医院，寻求专业医务人员的帮助。

3）海姆立克急救法：照料者用手按在患者剑突下，方向由下向上大力施压；如果是坐位或立位，抢救时在患者后面用手或将一些硬物顶在剑突下，然后往前猛然撞击，这个办法更有利于利用人体胸腔内的空气压力，将阻塞于咽喉气管的食团冲出，如图 3 - 9 所示。但也要注意，海姆立克急救是气道异物的紧急处理措施，一般的呛咳不能使用。

❶ 站在患者背后　　❷ 用两手臂环绕患者的腰部，　　❸ 快速向里向上挤压，形成
　　　　　　　　　　一手握拳抵住面部下腭与　　　　一股冲击性气流，将堵住
　　　　　　　　　　肚脐之间，另一手抓住拳头　　　气管、喉部的异物等冲出；
　　　　　　　　　　　　　　　　　　　　　　　　　重复以上手法直到异物排出

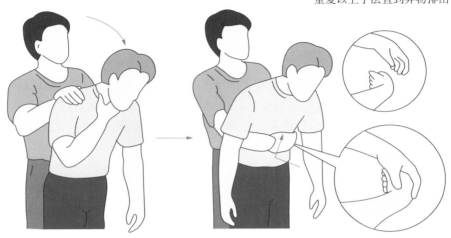

图 3-9　海姆立克急救法

16. 驾车问题
认知障碍患者能开车吗？

　　不建议开车。同许多国家一样，我国设立了驾驶员血液中乙醇含量标准来判断风险性的极值，而不是建立了中枢神经机制失调的风险性极值标准。驾驶是一项复杂的任务，涉及动态的认知过程，需要基本的认知功能和感知运动技能。生命只有一次，无论是从自己的生命安全出发还是从他人的生命安全出发，都不建议认知症患者开车。

17. 预防痰液堵塞
居家过程中，如何避免认知功能障碍患者出现痰液堵塞？

　　在居家过程中，照护者如果发现患者痰液突然变多，首先要考虑到患者是因长期卧床而肺部感染所导致的痰多，可以尽可能地减少患者的卧床时间，多采取一些坐位或翻身侧卧。患者有力气的情况下，可鼓励患者自行咳出，如不能自行咳出，照料者可以给患者加强翻身叩背，促进痰液的排除。避免患者出现痰液堵塞的方法总结如下。

（1）基础评估

照料者需要掌握患者每天的咳痰量（一般 10～150 mL/d 是中等痰液量，>150 mL/d 是大量痰液，<10 mL/d 是小量痰液）及痰液的黏稠度（稀痰，痰如米汤或泡沫样；中度黏痰，痰的外观较稀痰黏稠；重度黏痰，痰的外观明显黏稠，常呈黄色）。

（2）日常护理

除了保证患者的饮水量（成人 2 500 mL/d，不低于 1 500 mL/d）、饮食以清淡为主、避免着凉、防止感冒以外，可以在房间内设置加湿器，也可以给患者准备家用的超声雾化机，尽量保证患者呼吸道湿润，稀释痰液，有利于排痰。

（3）改变体位

如患者痰液较多且不易咳出时，应经常帮助患者改变体位，给予叩背（图 3-10）。方法：空心手掌，由外向内，由下向上，避开肾区及脊柱区，鼓励患者做深呼吸，用力咳出痰液，如患者痰液黏稠堵塞气道口，影响呼吸，应立即用手绢或纱布裹住手指，从患者咽部将痰液掏出。

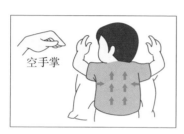

图 3-10　叩背示意图

（4）用物辅助

家中可准备 50 或 100 mL 注射器及常规的吸痰管。如果患者痰液较多、发生堵塞危及生命时，可用吸痰管接在 100 mL 注射器上（图 3-11），也可自行购买家用简易吸痰器（图 3-12），将吸痰管前端放置患者口腔深部，吸出痰液，之后用清水及时冲洗管道，避免痰液黏稠发生堵管。但要注意，此法不可日常使用，只做急救处理。如患者痰液较多，日常需要吸痰才能排出，应尽快入院，通过专业的医疗护理来解决患者的问题。

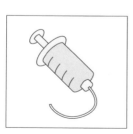

图 3-11　自制吸痰装置

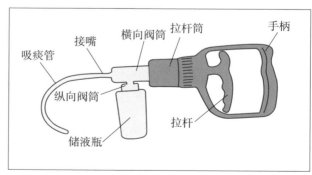

图 3-12　简易吸痰器

（5）药物干预

如果通过基础评估，患者每日有大量痰液，可以通过医生的诊断及医嘱服用化痰药物，同时还应该观察患者用药后的反应（痰液多少，有无明显改变）及用药的注意事项（饭前还是饭后，饮水多少，服用频次）。

18. 居家安全

如何保障认知症患者的居家安全？

安全是马斯洛层次需要论中最基本的需求。对患者来说，安全更是重中之重。对于认知障碍患者，长期处于居家照护的情况较多，而家庭被认为是一个重要的"过渡地带"，家庭环境对患者安全起着较大的影响。因此，在居家过程中，要保证患者的安全，避免各种不良事件的发生，但居家又是一个比较复合的环境，不仅包括家居环境，所接触的物品、所处于的空间都需要一一排查风险因素，从根源上保证患者的安全。

（1）智能仪表管理

利用多媒体智能模式将家中天然气及电源总闸绑定到家属或照护者的手机上，通过远程控制，杜绝患者接触到此类危险源。也可安装家庭监控，通过监控观察患者在家的情况，出现问题可第一时间发现。

（2）物品管理

妥善收藏家里的风险工具，如刀具、剪子、锯子、电动工具、火源等。电器、燃气用完及时切断。隐藏收纳好清洁用品和药物等化学物品。把患者常用的杯子、餐具等放在固定的安全位置。厨房的调味品应集中存放，避免患者触及而导致误食。为患者准备非玻璃制品及瓷器的碗碟、水杯，避免因破碎对患者造成损伤。

（3）药物管理

日常准确掌握患者当下在服用的药物及数量。可自行服药的患者，照护者可遵照医嘱按时按量为其备好药物并置于药盒，协助服药或给药，不擅自增减药物。了解所有药物的作用及不良反应，密切观察，发现异常，及时就医。

（4）防止跌倒

确保室内照明充足，卧室、浴室、通道均留夜灯，开关及洗手间均有明确指向性标识，患者活动区域内无障碍物，房间内电线等均安置在房间角落或贴墙线固定，防止患者绊倒。洗手间按需求安装扶手、洗澡椅（图3-13）及防滑垫。洗澡时，先调好水温，避免过冷、过热致患者突然闪避而滑倒。

（5）防止走失

在患者身上放置亲属联系卡及电子定位手环（图 3-14），家里的门窗也可装置感应器，以便知晓患者外出情况；向邻居、门卫或社区服务机构告知患者的行为，并互相留存联系方式。不要把患者一个人锁在家里，防止发生意外。

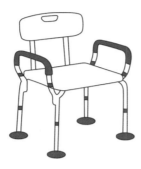
图 3-13　洗澡椅

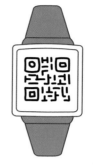
图 3-14　电子定位手环

（6）防止烫伤

在照料者的协助下接触热水，进餐时，应确认好粥、汤、油炸食物的温度（10～40℃）再给患者。热水瓶不要放置于台面，洗澡时提前调节好水温（37～40℃），冷、热水阀门有明显标识，如患者对冷热判断并不敏感时，应降低热水器的温度，并告知其不可自行调节。

19. 家居环境改造

居家照护认知障碍患者，如何安排卧室及浴室？

据统计，预计到 2050 年，中国认知症患者将超过 2 000 万，75 岁以上的老人中 10％患有认知障碍，85 岁以上的老人中有 1/3 为认知障碍患者。目前居家养老成为我国主要的养老方式，所以居家护理模式仍是认知障碍患者的主要护理模式。经调查研究表明，失智症患者的生活环境安排得宜，可以有效延缓病程发展与病情恶化。适度优化环境，有助于患者发挥现存的能力。在此过程中，不仅要保证居住的环境是患者原来熟悉的，还要兼具安全，适应患者的病情变化，符合患者的喜好。

（1）安全性原则

1）卧室内物品尽量简洁，宽敞明亮，行走通道宽敞无阻断，有尖角的家具安装防撞角。

2）房间安排上尽量避开邻近大门、楼道、马路等位置，窗户有护栏，防止患者自行开窗，房门上不要留锁，防止患者自己反锁。

3）洗手间地面避免使用白色，选用防滑材料，做好干湿区域分离，避免因地滑跌倒。淋浴间安装好扶手及防滑垫，必要时准备好洗澡椅。

4）洗手间晚间留小夜灯，避免患者晚间如厕时摸黑害怕，但光线不可过亮，要柔和，避免与地面产生眩光，以防患者跌倒/绊倒。

（2）适宜性原则

1）光线适宜，窗户可使用布帘或百叶窗，避免阳光直射室内，保持柔和的光线即可。适宜的日照不仅对身体好，还能缓解日落症候，减少失控的亢奋行为。室内照明最好采用高亮度的间接照明，保证光线的平均分布，以免造成阴影。

2）室内的墙纸及家具色彩选用暖色系为宜，如果无法帮助患者选择家具及墙纸的颜色，建议家属/照护者先在家测试，即：分别在白天的充足自然光线及晚上打开照明下，戴上浅黄色镜片的眼镜（如太阳镜），可模拟患者眼中的颜色变化。以此为依据来布置居家环境和色彩，比较符合患者需求。

（3）相对简单原则

1）物品摆放相对简单，物品表面尽量贴上相应标识，如衣柜内是衣服，柜门上就贴上衣服的标识。房门上也可贴患者照片，以便于患者自己识别。

2）如果条件允许，可以给患者安排单独的洗手间；如果共用洗手间，洗漱台上最好只放置患者的洗漱用品，避免因东西太多而导致患者分不清哪些用品是属于自己的。

（4）舒适性原则

1）如果患者使用轮椅，则床的高度应该与轮椅高度为宜，便于转移；床的颜色与地面形成反差，便于辨认；床垫不要太软，防止患者起床费力；床边最好安置扶手，便于借力。

2）选择患者熟悉或喜欢的气味，可在床头摆放香薰，刺激患者的味觉，使其感到舒适。

3）如果患者对温度感知不明显，应帮助患者设置适宜的温度（按时时气温调节），洗澡时为患者调节适宜的水温，便于患者放松。

（5）特异性原则

1）为患者准备其感兴趣的书籍及画报，便于其阅读。

2）可以为喜欢音乐及戏曲的患者准备小音箱，为其播放喜欢的歌曲及戏曲，让患者放松心情。

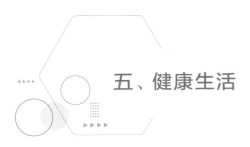

五、健康生活

20. 睡眠问题

睡眠质量不好,不好好睡觉如何处理?

睡眠是维持人类生理、心理、认知功能和整体健康的重要生理过程,睡眠障碍在我国患病率已达到 41.2‰,成为老年群体广泛存在的健康问题。老年人随着年龄的增长,健康状况下降,不仅会出现睡眠周期缩短,同时睡眠模式也会发生改变。经查阅资料显示,睡眠障碍的非药物干预措施有光照、芳香、音乐、中医按摩等方法,具体如下。

(1)光照干预法

光照干预法是一种简单、自然、低成本的改善患者睡眠形态紊乱的方法。光照对人体分泌褪黑素有直接影响,光照刺激减弱时,体内分泌褪黑素水平增高,睡意变浓。因此,睡眠障碍的患者在白天时应多接触自然光,如外出散步、晒太阳等,以减少褪黑素分泌,使大脑处于清醒状态。晚睡前应避免光线照射,尤其是手机、平板、电脑等电子产品。

(2)芳香干预法

芳香干预法是指通过吸入、香薰、按摩、泡浴、蒸发、喷洒等方法将从天然药草植物萃取出来的精油,通过多种途径挥发到空气中或与皮肤接触。如,精油经稀释后喷洒于衣物上,香味蔓延吸入体内,让患者感到身心放松,缓解疲劳,从而改善患者的睡眠障碍。

(3)音乐干预法

音乐干预法是以音乐为工具,通过音乐的节奏、旋律、音色、速度、力度在特定的环境气氛中,使人心理上产生自我调节作用,达到改善睡眠的目的。具体音乐的选择可以通过音乐播放器进行搜索,一般以纯音乐为主。

（4）中医按摩法

中医按摩法是指通过按摩三阴交、太溪、太冲、涌泉、内关、神门穴使心情放松、舒适,从而促进睡眠。按摩穴位前,照料者可先用温水给患者泡脚15～30分钟,身体出汗后,要适度补充水分。泡完脚后,可坐在床上,依次进行图3－15中的穴位按摩。

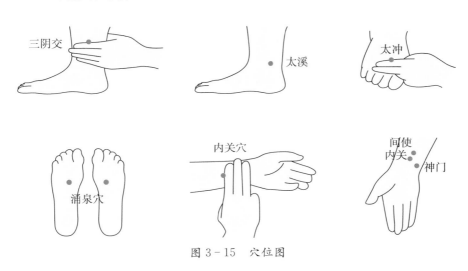

图3－15　穴位图

21. 健忘问题

如何解决认知障碍患者日常生活健忘的问题（如穿衣、吃饭）?

作为照料者,面对存在认知障碍的患者时,有足够的耐心是十分重要的。在选择这类患者的照料者方面,应尽可能选可以长期护理、陪伴的人员,让患者和照料者有充分的时间相互了解、相互磨合,避免出现短期频繁更换的现象。在患者日常照料的过程中,照料者应熟悉患者病情,了解患者的行为能力,提供针对性的护理内容,完成相应的训练内容,以此提高患者的生活质量。

（1）饮食照护

首先,明确患者的能力范围,比如是否可以自行完成盛饭、吃饭、夹菜等一系列动作。对生活尚能自理且有高配合度的患者,照料者应负责督促和提醒他们主动完成日常事务劳动,避免代替完成,也可同患者共同制订有目的、可实施的计划的表格,每完成一项可在表格处打钩提示已完成,计划表格的内容可以规定每天吃饭、睡觉、扫地、洗碗等的时间,通过个性化计划来帮助患者恢复部分生活能力。患者能够独立完成的,要给患者足够的耐心,允许患者有充分时间完成,避免催促或不耐烦的情绪影响患者。在完成动作训练后,也可以按照兴趣爱好增加一些听音乐、读书、唱歌等活动,以此丰富患者的精神世界。对残存日常基本生活能力和尚能合作的患者,可以进行反复长期的训练,在每次完成一个指定动作后给予充分的肯定或奖励,在训练的过程中,可以通过分解动作示范训练。例如,要指导患者自行进食,应先选择合适的餐具、学习如何握勺、如何舀饭等动作,并给予一些动作技巧上的指导,帮助患者理解每一步骤的含义,提升训练成效。对于日常生活自理能力尚可但完全不能配合的患者而言,训练的难度较大。需要将训练内容侧重于心理护理、集中患者注意力,耐心、细心地协助患者,采用某一行为可多次提醒、反复教、反复做等方法去指导患者,避免伤害患者的自尊心,鼓励患者生活的自信心。作为照料者,应根据患者的情况,制订每日功能锻炼的内容,循序渐进,延缓机体退化。

(2)穿衣照护

认知障碍患者的照护者应从季节、场合、清洁度、舒适度、患者喜好 5 个方面为患者准备衣物。患者处于轻度认知功能障碍时,照料者可将合适的衣物准备好,放在患者的衣柜中,并告知患者存放位置。为了让患者快速、便捷地选择衣物,照料者可将衣物成套搭配、存放,或每搭配好一套衣物,可用透明塑封衣物袋包装,在衣物袋内放置打印好的套装照片并附上文字备注衣物名称、适合的季节、场合等,如图 3 - 16 所示。通过这类方法的应用,可有效保持衣柜的整洁度,预防患者因穿衣选择、搭配过程中出现不良情绪,在一定程度上提升患者的独立自信心。

(3)对于中、重度认知障碍患者的照护

对于中、重度认知障碍患者,照料者要帮助患者正确穿搭衣物,给予充足的穿衣时间,穿好衣物后,从形象上赞扬患者,如好看、帅气、年轻等,鼓励患者为自己的外在形象感到骄傲,以此让患者消除对穿衣或换衣的抵触情绪。针对患者出现穿衣不整齐、不合气候、拒绝换衣服等情况,提供参考如下应对措施。

1)穿衣不整齐:衣物按顺序放好,必要时及时提醒、示范穿衣步骤;为患

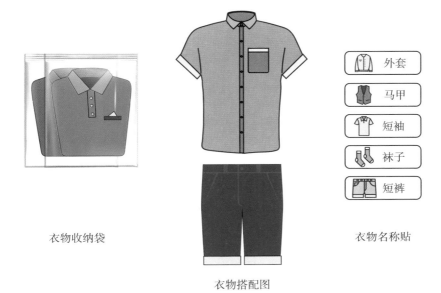

衣物收纳袋

外套

马甲

短袖

袜子

短裤

衣物名称贴

衣物搭配图

图 3-16　衣物收纳妙招

者提供简洁的衣物(松紧腰、套头上衣、少纽扣、少拉链、少装饰品)。

2)穿着不合气候:收纳反季节衣物,减少患者的选择;为患者提供适宜的衣物;无法干预时,在确认无害的情况下尊重患者选择。

3)拒绝更换衣物:在患者不知情的情况下将衣物更换,如洗澡、睡觉时;为患者准备多套一样的衣物;鼓励患者更换衣物,准备好清洁衣物供选择。

22. 日常生活护理
认知障碍患者日常生活护理包括哪些?

生活护理内容主要是照顾患者的清洁卫生和一些必要的消毒,如洗头、口腔清洁、洗澡、更衣、铺床、修剪指(趾)甲等。对于轻度认知障碍可自行完成个人卫生和消毒者,照料者避免代替完成,必要时可指导患者正确完成。对于中、重度认知障碍的患者,则需要照料者辅助或代替完成患者的生活护理。因此,此类患者的照料者原则上需要经过专业培训的人员,经过系统、全面的生活护理技能培训,掌握正确的护理及消毒技能。若照料者是患者的亲属,应提前学习必要的生活护理技能,培养良好的消毒意识,以便于提升患者的生活质量。生活护理技能列举如下。

（1）洗头

为患者洗头时，照料者需要保持温湿度适宜的环境，将用物准备齐全，如患者的毛巾、盆、温开水、洗发露、电吹风等。接着，向患者解释要为他洗头，最大程度上取得患者配合。洗护时，最好保持与患者沟通，注意保护患者眼睛和耳朵，避免污水进入，有条件者可准备眼罩、防吸水耳塞，手法要轻柔，语言要亲和，避免引起患者抵触与不适等情绪。

（2）口腔护理

口腔护理是指通过清洁口腔内食物残渣，减少细菌滋生，保持口腔内环境，对口腔舒适度、口腔清洁度进行改善，避免口腔炎症或牙齿牙龈疾患。尤其是饮食后需要进行口腔护理，通常采取刷牙、使用牙线等护理方式。

1）对于自理能力尚可的患者，照料者可为其准备软毛牙刷，取适量牙膏，指导患者正确刷牙，使牙刷刷毛与外侧牙齿牙龈根部呈 45°夹角斜放，上下刷动，使牙刷刷毛深入牙齿缝隙或牙龈沟，两颗牙为一组，上下刷动 5～6 次可换至下一组。假牙佩戴者，将假牙取下用温水刷牙，冷开水浸泡。刷牙后，舌苔、上腭及口腔内壁可用牙刷轻轻刮动，以保持患者口腔清洁。使用牙线者，将牙线移至牙齿间隙，上下移动，清除齿缝污垢。使用牙线后，需用温开水漱口，清除残渣。

2）对于卧床患者，照料者需将有假牙者的假牙取出，有活动性义齿时，可

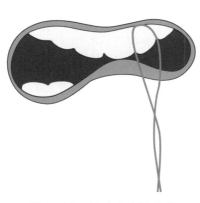

在义齿上拴一根长线，如图 3 - 17 所示，预防牙齿突然掉落至气管，引起窒息。口腔护理时，照料者可选用漱口液浸润牙刷或清洁棉球，对患者口腔进行清洁。若使用棉球时，需准备 16 个棉球，湿度以夹取后不滴水为宜，清洁顺序为润湿嘴唇，左外侧面、右外侧面、左上内侧面、左上咬合面、左下内侧面、左下咬合面、左侧颊部、右上内侧面、右上咬合面、右下内侧面、右下咬合面、右侧颊部、上腭、舌部，擦拭嘴唇。

图 3 - 17　活动义齿辅助线

（3）洗澡

辅助认知功能障碍的患者洗澡前，照料者应先与患者沟通，了解患者的配合度。患者若对洗澡表现出抗拒，照料者应耐心与患者沟通，了解抗拒的

原因,消除抗拒原因。若沟通无效,无法了解患者抗拒原因时,可适当延时洗澡。患者准备好洗澡前,照料者应将患者干净的衣物、洗澡时需要的用物(毛巾、洗发露、吹风机、沐浴露等)准备齐全,再根据患者的实际情况选取合适的洗澡方式,如盆浴、淋浴、床上擦浴。盆浴适用于肌紧张、行动不便的患者。随着社会的发展,浴缸也走进了千家万户,认知障碍患者选用浴缸及其他容器盆浴时,照料者需要注意容器内的水位线,患者取坐位时水位线控制在40 cm 处,若处于卧位时水位应控制在 25 cm 处。淋浴是最清洁、方便的洗澡方式。采取此方法时,照料者应先调试好水温(37～42℃),将水流引到患者手、手臂、肩等,引导患者进入洗澡状态,避免淋浴花洒直接淋湿头部,引起患者不适。床上擦浴适用于卧床患者。除了选择合适的洗澡方式外,还应了解洗澡的顺序,尤其是卧床患者。照料者应先用洗发液洗头、洗脸,再用毛巾涂上洗浴液先后清洗耳朵后面、颈部、双侧上肢、胸部腹部、背部臀部、会阴部、双腿双足,依次擦洗全身。需要强调的是,无论选择哪种洗澡方式,都需要注意保护患者的安全及隐私。

(4) 更衣

轻度认知障碍患者可在照料者的指导下自行更换衣物,如遇到短期内拒绝更换衣物时,照料者应给予患者充分的理解与关心,向患者灌输"换了干净衣服,会很好看""大家都喜欢跟干净的爷爷、奶奶玩儿"等思想,劝导患者配合更衣。若患者属于长期拒绝更换衣物的类型,照料者可寻找患者不愿更换衣物的原因,如不喜欢新衣服、旧衣服对其有特殊意义等原因,照料者可为患者准备 2～3 件一样的衣服。每次更换衣服时,遵循替代原则给患者拿一件样式的干净衣服,供其选择,从而让患者换下身上的脏衣服。

(5) 床铺

认知障碍患者的床铺应高度、大小适宜,佩备护栏或靠墙壁。床上用品种类不宜过多,材质可以选取纯棉织物,织物颜色可优先考虑患者喜爱的,另外,床单被套的颜色最好与床铺周围物品颜色有鲜明对比,以便于患者找到床的位置。患者下床活动时,照料者可将床上物品摆放整齐,保持清洁干燥,也可将床垫、被褥置于太阳光下暴晒,以达到杀菌效果。

(6) 修剪指(趾)甲

"手指甲,长又长,小小细菌把身藏。"由此可见,修剪指(趾)甲是必须要经历的过程。在认知障碍患者可以配合的时候,照料者可为患者准备好指甲(趾)钳、一小盆温热水等,指导患者将指(趾)甲钳放在需要修剪的位置进行修剪,若指(趾)甲过硬可让患者的手指浸泡温热水片刻,待指(趾)甲变软后再进行修剪,在此过程中要避免患者剪破皮肤、修剪过短导致甲沟炎现象,指甲钳也要做到即用即消、专人专用,避免传染灰指甲。

23. 协助翻身、按摩

如何协助失能老人翻身、按摩?

(1)翻身

1)一人节力翻身法(平卧翻左侧卧位):

A. 适用于身形消瘦的躺在床上的患者,照料者应站在患者右侧床沿,采取节力原则将两脚分开,距离以肩宽为宜,然后将患者的双手交叉放于腹部。

B. 移上身。照料者用右手托起患者右肩,左手伸入至患者对侧肩部,用左手掌及手指扶托颈项部;右手移至对侧左肩背部,用合力抬起患者上身移向近侧。

C. 移下身。将患者双下肢弯曲膝盖向上,照料者左手沿臀部一侧伸入达尾骶部,右手移至对侧左臀部用合力抬起患者下身移向近侧。

D. 调整体位。照料者左手扶患者右肩,右手扶患者右侧臀部,向对侧翻转患者,整理衣服,以软垫支持患者背部,四肢摆放功能位,有骨头隆起的地方需垫软垫,防止发生压力性损伤。

2)两人节力翻身法(平卧翻侧卧位):

A. 适用于身形高大或偏重且卧床的患者,如截瘫、偏瘫、昏迷等患者。两位照料者站在病床的同侧,首先将患者两手放于腹部一位照料者分别将患者的颈肩、腰部托起,另一位照料者将患者的臀部、膝关节托起,两人同时将患者向一侧床缘移动,接着两人同时扶住患者的肩、背、腰、膝关节,并向对侧轻推,使患者转向对侧。除此之外,还可以选用辅助侧翻固定带、翻身床等,如图3-18所示。

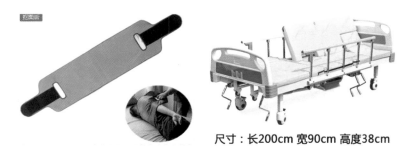

尺寸:长200cm 宽90cm 高度38cm

图 3-18　辅助侧翻固定带、翻身床

B. 对有导管的患者,应先将导管妥善固定,翻身后检查并重新固定导管,保持通畅。对于有颈椎和颅骨牵引者,在翻身的过程中头、颈、躯干保持在同一水平。

(2)按摩

照料者手要温暖,在告知患者后,即可用手掌根部,以适当的力度抚触患者。按摩部位主要以放松颈、肩、背部的肌肉及揉捏各个手指关节和手掌的大小鱼际为主。每个部位按摩 3～5 分钟,每天 1～2 次,按摩速度缓慢,手法轻柔,循序渐进,长期坚持,患者的肌肉僵硬和身体各关节挛缩的情况都会得到明显的改善。

24. 怀旧疗法

如何借助怀旧疗法提升老人生活品质?

怀旧疗法其实也是一种非药物技术干预方式,主要是通过唤起患者旧时的记忆,以帮助患者心情平静下来,从而改善患者生活质量,缓解患者及照顾者压力。怀旧疗法包括个体怀旧疗法和团体怀旧疗法,又分别称为内心独白类怀旧疗法和人际交往类怀旧疗法。

(1)个体怀旧疗法

个体怀旧疗法是照料者与患者在家一对一就可以完成的治疗模式。照料者在与患者沟通过程中,可以拿过去的老物件、照片、音乐、菜品等引起患者对过往的回忆,聆听或讨论患者分享的过往经历,以此帮助患者疏解心结,重新认识自我,面对现状,减少烦躁不安的情绪,增加患者对未来生活的向往之情。

(2)团体怀旧疗法

团体怀旧疗法是一种团体治疗的模式,通常是以小组的形式呈现,由专业的怀旧治疗师主导。治疗小组由 8～10 名患者组成,如果是长期存在功能障碍的群体,建议小组成员少于 6 人,怀旧治疗师以怀旧为主题,引导患者分享自身经历,如服兵役、创业历程等引以为傲的往事,挖掘患者间的共同语言,增加患者间的人际交往,减少患者的消极情绪,从而促进患者走出自我。

25. 挫败感:做家务

患者担心自己做错事情,拒绝做家务之类的事情,照料者该怎么办?

事实证明,不论是认知障碍患者还是其他老年患者,都会因慢性疾病或机体的退行性变化造成日常生活自理能力和认知能力部分受损,需要不同程度地依赖他人。作为照护者,需要有一定观察力与判断力,及时有效地给予相应的干预措施,减轻患者的挫败感。那么,认知功能障碍患者的照料者具体应该怎么做呢?

1)当患者有独立完成家务类活动的能力时,照料者要有耐心,不停地开导患者积极参与家务类活动;患者做错事后,应给予包容,并指导患者正确完成,鼓励患者积极参与的态度,增加患者做家务等自信心。

2)当患者行为能力受损时,应明确患者的能力范围,鼓励患者完成一些简单的家务类活动,如拿扫把扫地、叠被子等;防止患者接触复杂的家务类活动,避免患者的自信心受挫。

3)除让患者参与力所能及的家务外,循序渐进地训练患者完成复杂的家务活动,每完成一个挑战,给予患者精神鼓励,如"你真棒""做得太好了",或物质奖励,如一个布娃娃、一颗糖等。

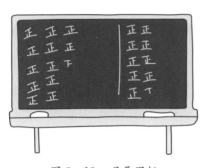

图 3 - 19　唱票黑板

4)为了避免患者做错事感到挫败或愧疚,可以采用积分制。家里准备一个黑板(图 3 - 19),在黑板上画"正",黑板左边为家务完成正确数量,右边为错误数量,每做完一件事情,照料者判断完成正确或错误,并在相应的黑板上画"正",做错的事件由照料者跟患者讲解完成的正确方法,每周总结一次,正确率达到 80% 以上可兑换一件奖品,奖品可以根据患者的喜好设置。家中没有黑板者也可用存钱罐等方式替代,正确地完成家务即可获得一枚硬币,做错后不得硬币。这类方法不仅能够增加患者参与家务活动的积极性,还有效降低了患者的挫败和愧疚感。

26. 便秘问题

患者便秘问题怎么处理?

有报道显示,我国成人慢性便秘发病率为 $4.0\% \sim 6.0\%$,并随年龄增长而逐步升高,60 岁以上老年人可达到 22.0%。所以在实际生活中,便秘一直是折磨不少人的病症。大便次数较少,大便容易干结,大便困难都是便秘的典型表现。正常人都会受到便秘的困扰,更不用说认知障碍的患者,所以我们汇总了导致便秘的各类因素及处理措施。

(1) 自身因素

由于活动、运动减少,长期久坐少动,或因疾病因素影响长期卧床造成。针对可以活动的患者,照护者可以指导患者在身体状况允许的范围内进行一些运动,如散步、打太极拳等。如果行动不便,卧床患者可平卧在床上进行腹式呼吸运动及提肛运动(图 3 - 20),以利于增加肠蠕动,促进排便。如患者无法完成,照护者可帮忙其完成动作。

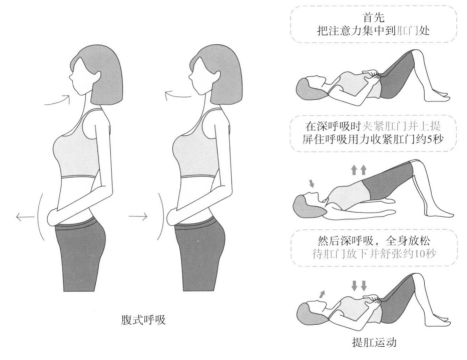

首先
把注意力集中到肛门处

在深呼吸时夹紧肛门并上提
屏住呼吸用力收紧肛门约5秒

然后深呼吸,全身放松
待肛门放下并舒张约10秒

腹式呼吸

提肛运动

图 3 - 20　腹式呼吸及提肛运动

(2) 饮食因素

进食不正常,饮食结构单一造成。我们可以根据患者病情,日常保证摄入充足的水分(成人 2 500 mL/d,不低于 1 500 mL/d)。饮食上,要以清淡饮食为主,多吃新鲜的蔬菜和水果,如火龙果、猕猴桃、石榴等。也可以准备膳食纤维较多的食物,主要有杂粮玉米、小米、高粱、荞麦、燕麦、木薯、番薯、竹薯、黄豆、青豆、绿豆、赤豆、黑豆、豌豆、豇豆、蚕豆、红枣、粟子、核桃和花生等。也可适当增加脂类食物的摄入,如花生油、芝麻油。脂肪食物可使大便顺畅,因为其中含有的不饱和脂肪酸能刺激胃肠平滑肌而使肠蠕动量增多。避免过度煎炒、寒凉生冷之物,酒类及辛辣刺激。

(3)药物不良反应的影响

认知障碍患者服用的药物会出现胃肠道反应(便秘、腹泻),照料者要掌握患者日常大便形态(图3-21)。如有便秘,在病情允许的情况下,遵医嘱给予药物进行调节,或者添加辅助排便的药物,外用如开塞露、甘油灌肠剂;内服如杜密克、大黄苏打片及麻仁润肠丸等。

布里斯托大便分型

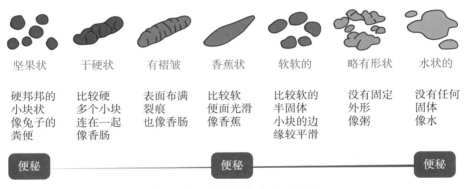

坚果状	干硬状	有褶皱	香蕉状	软软的	略有形状	水状的
硬邦邦的小块状像兔子的粪便	比较硬多个小块连在一起像香肠	表面布满裂痕也像香肠	比较软便面光滑像香蕉	比较软的半固体小块的边缘较平滑	没有固定外形像粥	没有任何固体像水

便秘　　　　　　便秘　　　　　　便秘

图3-21　布里斯托大便分类法

(4)其他

照料者还可以协助患者养成定时排便的习惯,晨间进食后会因为肠蠕动的刺激而产生便意,这个时候应鼓励患者排便。另外,晨起空腹时喝一杯温水,也可以增加肠蠕动,刺激直肠的排便反射。还可以用手顺时针按摩腹部,即从左到右,每次30~50下(图3-22),每天最好早晚各做一次,可以促进肠道的蠕动,缓解便秘,促进大便排出。排便过程中可用双手中指按摩迎香穴(图3-23),运用刺激穴位的方法以促进排便,以1分钟为宜。迎香穴是人体腧穴之一,属于手阳明大肠经。排便时注意力集中,不听音乐或看报纸。有条件者还可使用全自动座便器,使用温水冲洗功能刺激肛门括约肌,促进蠕动。对于生活完全不能自理的患者,照护者可通过协助轻压肛门部位以促进其排便。当患者因大便干结,通过使用开塞露或灌肠剂仍无法排出粪便时,照护者可用手指抠出肛门外口干硬的粪块,缓解肛门口阻塞,促进排便。照护者戴橡胶手套,手套涂抹液状石蜡,轻柔按摩肛门周围组织,松弛肛门括约肌,以手示指缓慢探入肛门,如手指触及干硬粪块,将其缓慢从肛门口抠出。如操作困难,患者肛门疼痛,先行温水坐浴,也可使用开塞露,辅助润滑肛门括约肌和软化粪便,有助于将粪块抠出。在抠出粪块时要注意不要用力过度,以免损伤肛门区黏膜组织产生肛裂,或损伤肛门括约肌引起肛门松弛。

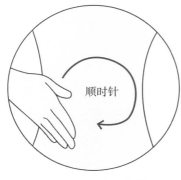

图 3-22 腹部按摩

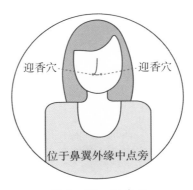

图 3-23 迎香穴

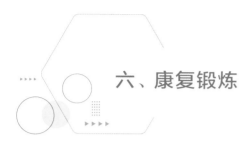

六、康复锻炼

27. 辅助治疗

对于认知障碍患者,除了药物治疗之外,还有哪些辅助疗法?

对于多数认知功能障碍患者,除使用药物治疗及轻度认知障碍干预方案外,还可以进行认知训练、运动干预、神经调控技术等方法协助患者康复训练,参与他们的康复过程,更好地帮助患者延缓疾病的进展。

（1）认知训练

1）名称记忆法:照料者说出如"皮球、国旗、森林"3 个或以上的不同类词语,让患者复述出来,难度逐渐升级。此外,也可以将难度降级,如图 3 - 24 所示,先将水果及对应名称告诉患者,一次性教给患者 3～5 个水果及名称,然后将图片打乱顺序,照料者拿着图片,让患者说出对应名称。

2）动作记忆法:照顾者可以根据患者的情况进行室外活动,可选择动作简单易学的健康操教患者练习,如经络操、舒心降压操、四肢保健操等。在室内时,可以教会患者一些动作简笔画,并文字标注画的动作内容,画完后收起,让患者回忆刚才所画的动作内容,如图 3 - 25 所示。根据患者的接受能力,循序渐进地添加动作图片。对于不会画画的照顾者,可以利用网络资源给患者看现成图片,让其进行辨认,如图 3 - 26,如先给患者左边 1 张图片,认真观察图片,5 分钟后,收回左图,给患者右图,让患者找出在左图中出现过的动作。

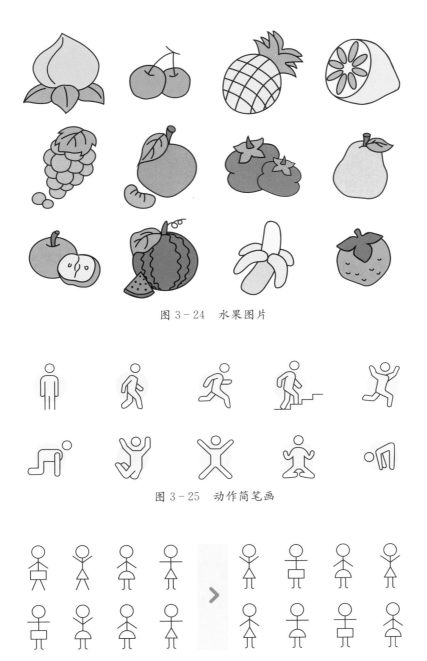

图 3-24　水果图片

图 3-25　动作简笔画

图 3-26　动作记忆

3）身份记忆法：社会中职业多样化，可以选取代表性的亲友，向患者解释某人的职业以及工作形式。例如，大儿子职业是交警，工作时负责路口的交通指挥；孙女小薇是护士，工作时主要给患者打针、发药；然后，对应的给患者看相关职业的图片，如图3-27所示。接着，将图片打乱，随机选取一张图片，让患者讲述与图片相关的人或事，以此提高患者的记忆力。

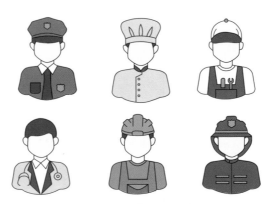

图3-27 身份记忆法

4）思维能力训练：照料者可以通过手机、平板、电视等电子产品，给患者观看科普、益智类节目，让他们认识新鲜事物，有条件者也可陪患者玩拼图、看图找规律、进行简单的数学计算、玩牌、下棋等思维训练类游戏（图3-28）。此外，思维训练还包括图片，特别是儿童图片，像动物、植物、家庭物品的分类等，这不仅能够提高患者的综合分析、判断、推理和计算能力，也可做到分散注意力，避免患者沉浸在病态中。

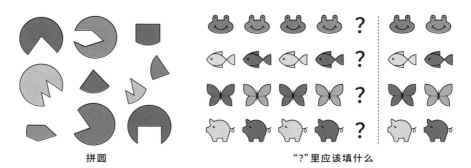

拼圆　　　　　　　　　　"?"里应该填什么

图3-28 思维能力训练

（2）音乐干预

音乐干预可以刺激大脑语言中枢，改善记忆力。据相关资料显示。音乐记忆在老年人中是一种有效的治疗方法，尤其是在防止认知功能障碍患者的记忆力退化的治疗中效果显著。照料者可以有意识地播放患者曾经喜欢的音乐和歌曲，通过歌曲的代入感，勾起患者相关的回忆片段，或根据优美熟悉的旋律唱出歌曲中的歌词。此外，对于无音乐爱好的患者，也可以在清晨（6∶00～8∶00）或睡前（21∶00～23∶00）播放 30 分钟轻音乐，舒缓、柔和的节律可以帮助患者缓解恐惧、抗拒的情绪。在日常活动中，也可以将走路、拍手、踢脚、洗手等融入音乐律动中。在有条件的情况下，在患者的平板电脑或手机上安装音乐游戏，如节奏音乐大师、钢琴块，患者可选择初级、中级、高级闯关模式，根据音符卡点点击屏幕，在闯关的过程中，手、脑协调性会得到极大的改善。

（3）饮食干预

饮食摄入是一种可以改变的生活因素，这里提供 3 种饮食模式供参考：①生酮饮食，曾被广泛推荐为认知症患者饮食，主要是指高脂肪、蛋白质、低碳水化合物和其他营养素合适的饮食模式。②作为公认改善认知功能的地中海饮食，主要为富含营养的混合型食物，包括鱼肉、蔬菜、水果、谷类、乳制品、豆类和坚果等。③MIND(Mediterranean-DASH intervention for neurodegenera-tive delay)饮食是在地中海饮食基础上改良的一种饮食模式。相关研究显示，即使不能严格遵守此类饮食模式的患者，也能降低阿尔茨海默病 35% 的患病风险；若能严格遵守此类饮食模式的患者，阿尔茨海默病的患病风险可以下降 53%。因此，只要照着吃，多多少少都可获益。此类饮食模式结构推荐果蔬、谷物（小麦、大麦、燕麦、大米、稞麦、玉米）、橄榄油、坚果、豆类、酸奶、奶酪、鱼虾、鸡蛋、红肉（猪肉、牛肉、羊肉等）、水以及少量红酒等饮食内容。对于奶酪、油炸/快餐食品、黄油类、红肉类、高点甜品 5 类饮食进行控制。

28. 麻将和游戏的作用

打麻将、多玩游戏能够预防认知障碍吗？

老年人多做一些有助于心脑的活动，比如读书看报、打麻将、玩游戏。在此过程中，不仅要求动手、动脑，还需要进行社交，有利于心情放松愉悦，可以预防认知障碍。

不要因为上了岁数或者退休了就不动脑了，认知障碍是一步步发展而成的。老年人也要多活动大脑，做一些与智力锻炼有关的事情。可以多读书，多看报,了解时事动态,与老友下下棋,与朋友打麻将,适度上网,玩游戏,学习点新鲜事物。

29. 功能锻炼

如何有效指导患者提升自理能力?

生活自理能力是指人们在生活中照料自己的行为能力。可以通过对自理能力的评估来判断患者自理能力及其对照护者的依赖程度。通过 Barthel 指数评定量表(表 3 - 3)中的 10 个项目对照患者生活能力进行打分,可得出 4 个自理能力等级,分别为:≤40 分,为重度依赖;41~60 分,为中度依赖;61~99 分,为轻度依赖;100 分为无须依赖。我们需要干预的是轻度及中度依赖的患者。但是在指导的过程中也要针对患者的情况对症下药,具体分为以下几类。

表 3 - 3　Barthel 指数

项　　目	完全独立	需部分帮助	需帮助极大	完全依赖
1. 进食	10	5	0	—
2. 洗澡	5	0	—	—
3. 修饰	5	0	—	—
4. 穿衣	10	5	0	—
5. 控制大便	10	5	0	—
6. 控制小便	10	5	0	—
7. 如厕	10	5	0	—
8. 床椅移动	15	10	5	0
9. 平地行走	15	10	5	0
10. 上下楼梯	10	5	0	—
合计得分				

自理能力等级	Barthel 得分范围	需要照护程度
重度依赖	≤40 分	完全不能自理,全部需要他人照护
中度依赖	41~60 分	部分不能自理,大部分需他人照护
轻度依赖	61~99 分	极少部分自理,部分需他人照护
无须依赖	100 分	完全能自理,无须他人照护

（1）日常行为训练

在对轻度及中度依赖的认知障碍患者进行干预的过程中，照护者应以辅助为主，提醒患者做好日常的活动，要注重与患者进行沟通，照护者可以和患者一起制订针对性的作业活动。

1）针对轻度依赖的患者，只需要做好观察、监督工作，患者完全能胜任日常生活。对于部分需要帮助的情况，照护者对患者力所能及的活动可以放手让其去做，如刷牙、洗脸、扫地、拖地、晾衣服等简单家务，患者只要能够完成，应给予相应的鼓励；如果不能完成，可以对其进行正确的示范，或者将活动的流程图打印出来，贴到患者活动时能看到的地方，便于提醒。这样，不仅能够让其参与其中，也避免了因为干错事或因家属不让参与而引起心理情绪波动。

2）对于中度依赖的患者，可以制订计划，让患者尽量自行完成，但要为患者留出足够的时间，避免频繁地催促，也可以与患者进行同样的活动，以便他去模仿。照护者需要有足够的耐心，尽量教会患者，放手让其单独完成，切忌事事包办，让患者觉得自己无用，从而产生消极情绪，导致自理能力的丧失。

应当从锻炼生活功能入手，能自行进食的患者，照护者应避免喂食。经过长时间的训练，可以将日常活动拆分为单项动作进行指导，如洗脸，可以先教会患者拧毛巾，拧到可以不滴水，如此循环锻炼，直到患者能够单独掌握此步骤，再进行下一步擦脸，循序渐进地改善其自理能力。再如，在家居用具上（开关、衣柜、房门、电器等）贴上醒目的标签，先教会患者认识标签，然后指导患者去做事的时候，他可以通过寻找识别标签来完成。

（2）情志护理

对于因心理负担过重影响生活自理能力的患者，照护者可以采取中医的情志护理，通过耐心交谈，运用语言引导的方式，鼓励患者说出心中的想法和顾虑的内容。对于比较悲观的患者，需要与患者谈些轻松的话语。可以利用播放其感兴趣的歌曲或电影使其放松心情，亦可推荐内容积极乐观的书籍供其翻阅。通过改善患者的心理状况，使其恢复对生活的向往，从而提高生活自理能力。

30. 日常锻炼

如何帮助患者进行日常锻炼，做有效的运动？

在中国人口老龄化日益严重的当下，我国老年人认知障碍的发生率也呈逐年增长的趋势。目前,经研究证实,运动干预与认知干预对轻度认知障碍患者具有积极的作用。近年来,有研究发现,运动和认知联合干预方式可能在轻度认知障碍患者的认知能力方面带来额外的益处。锻炼身体不仅仅是活动身体,在运动的过程中,患者的认知能力也会得到提高。让认知障碍患者锻炼并不是容易的事,尤其是一部分原来没有运动习惯的患者。要将锻炼活动作为对患者的运动干预,因为体育锻炼不仅有助于改善患者对空间的认识功能和记忆能力,同时有氧运动还要求较长时间集中精力并且在一定区域内规律性地完成重复性工作,还可以让认知功能障碍患者增强记忆力、注意力及改善视力障碍。对此,我们总结了以下简单易行的运动方法。

（1）手指锻炼

手指锻炼是锻炼患者的手指灵活程度,同时也可以检查肢体及神经的功能是否出现异常的活动。患者日常生活中进行手指锻炼,可以充分地锻炼大脑皮质,加强局部神经的功能。除此之外,还有助于观察左、右脑的老化程度,以此来判断认知障碍是否有所加重。锻炼手指尖精细活动的方式有很多,常见方式有握拳练习、捏提练习、手指伸展练习、握力练习等（图3-28）。

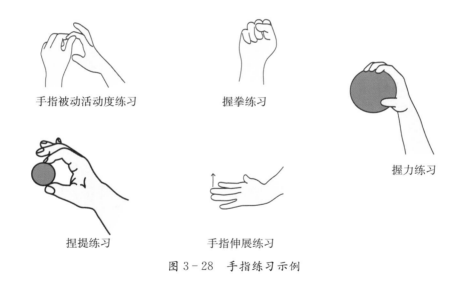

手指被动活动度练习　　　握拳练习

握力练习

捏提练习　　　手指伸展练习

图3-28　手指练习示例

（2）体操锻炼

对于身体活动度依然保持完好的患者,可以选择体操锻炼。适用于认知障碍患者的类型基本属于养生操类,不需要进行剧烈运动就能完成目标动作。同时还可以保证患者每日的运动时间。常见的养生操有太极拳、八段锦、五禽戏等,患者可以在照护者监督下跟着视频练习,或由照护者学习养生操后,带领患者一起锻炼。

（3）散步

患者进行适当的散步有利于放松身心,能够有效地协助患者提高血液循环,还可以提升身体新陈代谢水平。长期进行散步能逐渐提高身体素质。而且,认知障碍患者身心得到放松之后,对于病情也有很好的帮助。患者可以每天清晨及傍晚在空气清新的地方散步 1 小时,但散步过程中,需家属全程陪同,防止患者忘记回家的路。

（4）慢跑

如果身体状态依然较好的患者,就可以带着他们进行慢跑锻炼,散步、慢跑都是常见的有氧运动,对于身体素质的要求并不高,进行慢跑不仅不会对身体造成损伤,反而能够增强身体素质,帮助神经恢复,也就能有效地缓解认知障碍症状。此项运动同样需要照护者全程陪同,还可以借助电子装备监测运动过程中患者的心率、呼吸等,以判断患者运动过程中的身体状况。

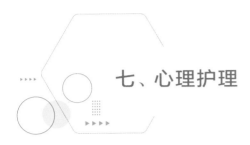

七、心理护理

31. 拒绝沟通

患者不愿意说话，不愿意和别人进行交流，应该怎么办？

在认知障碍患者的照护中，最主要的还是与患者的交流，知晓患者的需求及想法。但是在照护的过程中，往往会发现大多数患者比较沉默，即使是主动去交流，也并不会得到很大的反馈，遇到这种情况，作为照料者，应该怎么做呢？

（1）寻找患者不愿说话的原因

比如，自身心理原因、外界环境因素或是周围人为因素等。照料者在与患者相处的过程中，要时刻尊重患者，对待患者的态度要诚恳温和，让患者感受到被关心、被理解。生活中加强与患者沟通，增强患者对照料者的信任感。对于自卑、孤独的患者，照护者要善用鼓励式交谈和安慰性语言，除了日常的关心、体贴，在沟通的过程中还需多加赞扬和运用鼓励性语言，帮助患者减少或消除自卑、孤独的心理。

（2）改变沟通方式

在患者完全不愿意用语言沟通时，照料者可选用适宜的沟通工具，比如，写字板、图片等。患者可以通过在写字板书写或绘画的方式，来表达内心状态。为了促进患者情感、运动、语言、社交技能的发展，照料者还可以帮助患者培养一些兴趣爱好，如学习打击乐、观看戏剧、参加交友会等，为患者与外界架起沟通的桥梁。

32. 歧视和偏见

如何改善患者所面对的歧视和偏见?

在医学上主要的认知症种类为阿尔茨海默病,但在日常生活中我们可能更熟悉的是"老年痴呆症"这种带有贬义的称呼。这也显示了在社会大环境中,对认知障碍患者是带有歧视和偏见的,那要如何做才能改善这种情况呢?

(1) 社会环境

认知障碍与高血压、心脏病一样,都是疾病,同样给患者与家人带来痛苦和经济负担,但认知障碍患者却受到不公平的对待,人们甚至对其私下嘲笑。近年来,社会对于认知障碍患者的关注度越来越高,卫健委也将老年痴呆规范名称为阿尔茨海默病,但由于名称相对专业,普及及推广起来还需要时间。但除去这些社会环境慢慢变好的因素,照料者可以做的也有很多。

(2) 一视同仁

照料者自身就不可以戴"有色眼镜",患者就是普通人,和有高血压的患者一样,只是表现出来的症状不同。尽量保持患者与外界的联系,除非患者认知能力下降明显(无法认人)或有伤人现象。另外,对身边常接触的亲友及朋友做好疾病普及工作,告知疾病的相关知识(发病原因、日常表现),取得大家对患者的支持及尊重。

(3) 同舟共济

面对患者生病后可能会出现的焦虑、抑郁、紧张等不良情绪,照料者要尊重、引导患者排解。如果患者做错事,作为照料者要有更多的耐心及爱心,不可以用责备的口气训斥,也不可以用哄小孩的口气敷衍,与患者讲话要慢,尽量使用简单、直白的语言,要采用鼓励及维护的方式避免患者的自尊心受到伤害。

我们从社区照护者方面也了解到,不仅患者会有受歧视的情况,照护者也会产生受歧视、气愤、自卑的情绪,会有焦虑急躁的情绪,也渴望得到帮助,在照护中实现自我价值,提高照料的成效。如家属无法全程照护患者时,可以在认知障碍患者护工培训中心寻找合适的照护者。专业的照护者不仅可以提供专业护理,也能在情感上给予患者关怀、陪伴。此外,还可适当引导、举办认知障碍照护者的聚会,以增进资讯沟通与精神互助,共同掌握与分享患者的医护常识,舒缓照护者心理压力,增进照料的效果,并使照护者体会到自己的人生价值所在。

照料篇

概览：本篇章主要聚焦生活场景中对于认知障碍长者的日常照料，倡导"优势视角、案主为中心、以人为本、个别化"等基本原则，收集了日常照料中的高频次和典型问题，探讨更有利于长者及照料者的应对方案。

这些方案主要对长者的行为和情绪以及日常生活能力等方面的困扰进行总结和分析，包括对于沟通、走失、游走、睡眠、抗拒、囤积、反复非正常动作、饮酒、猜疑等行为特征的应对和建议；也涉及针对长者的烧饭等个人喜好、大小便提醒、吞咽功能等日常生活能力的讨论；另外，对于长者的情绪、思想压力、精神健康等方面的困扰也提出了建议。

同时，针对与认知障碍进行抗争的重要力量——照料者群体遇到的常见问题，就照护关系、照护技巧、自身身心健康的关注等方面进行分析和梳理。整篇注重应对疑难问题的实务性、操作性和可行性，有些方案和技巧需要读者们亲自实践，并通过实践及时总结经验。希望这些建议和方法能为认知障碍长者和照料者在与疾病共舞的日子里带来有温度的生活。

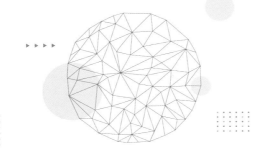

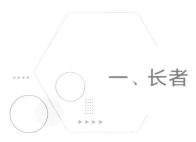

一、长者

1. 沟通问题

与认知障碍长者沟通有障碍，长者的话经常令照料者听不懂，或者长者不愿意说话，怎么办？晚期患者词不达意、无法沟通，怎么办？

沟通有5个要素，即信息、信息发送者、信息接受者、信息传输的渠道和反馈，它是一个复杂的双向任务。

因此，与认知障碍的长者沟通，首先，需要通过简单的交流，合理评估认知障碍长者的理解力水平，了解长者因为疾病影响而对其沟通能力的妨碍程度，可参考医疗诊断的描述（如果有），进而调整沟通信息的难度和沟通方式（渠道）。

其次，沟通涉及的技巧很多，其中与认知障碍老年人沟通时要特别注意沟通的语态、语调和肢体语言，生硬、急躁、不耐烦的语调语态会引发长者焦虑、抗拒，而无法表词达义也会增加长者的挫败感，从而不愿意交流。宜使用平缓的语调、包容的态度、简单的语句，并辅以安慰的肢体动作（比如，轻抚肩、背、手）来辅助沟通，并尽量鼓励长者沟通，不要因为长者不愿意沟通而放弃交谈的机会。

最后，对于认知障碍晚期患者，可能随着疾病的发展已丧失语言表达能力，但仍然要鼓励患者的情感性和情绪性回应，比如照料者坚持不懈地通过面部表情、手势、语音等与之沟通，尽量刺激和保留患者尚存的功能。

2. 重复问题

长者经常重复同一件事,比如反复问同样的问题,反复确认银行卡、养老金,反复铺床、晾衣服、捡垃圾、扫地等,怎么办?

由于认知障碍对记忆的影响,一部分长者对于刚刚发生的事情出现记忆丧失。这很常见,即便是朝夕相处的亲人面对这种情况时也常会无所适从。因此,需要照料者首先理解这个情况发生的机制是因为疾病对记忆的影响,长者是因为不记得刚才说过的话、做过的事情而不断重复,此时重复的动作对他/她来说都是新的体验。

如果反复问问题,需要尽可能耐心地重复回答、重复反馈,并且针对长者的状况,决定是用相同的词句还是用不同的词句反馈,特别要发挥肢体、手势、表情的辅助沟通。

其次,针对重复性动作,要联系长者病程来判断是否是因为疾病发展进程导致的非自主行为(比如手足舞动)。如果是非自主行为,需要咨询医生,可以通过药物治疗使症状得到一定缓解。如果是自主意识性行为(比如,反复要求铺床、查银行卡等),可以引导其转移注意力,通过提供其他感兴趣的活动来分散其注意力。如果反复自主意识行为并无安全隐患或干扰,也可以不加阻止。

另外,照料者需要结合医嘱,评估认知障碍患者记忆力减退症状的发展阶段和程度,反复实践和尝试最适合患者的应对和干预措施。

3. 走失问题

长者走失、独自外出迷路不归,怎么办?

遗忘回家的路径是认知障碍的重要行为表征之一。一旦觉察长者有了迷失的可能,便需要做到防患于未然,以避免出现意外。这种防护应当分步骤采取立体全方位的措施。

首先,做好各种长者的特征备案,比如指纹、相片、影像,如有迷失便可以第一时间报案。其次,在协商的前提下,为长者备好有亲属号码、便捷拨号的手机,备好定位系统(手环、手表、挂件等),在衣物等合适的地方缝制姓名和电话标牌,观察其对这些产品的接受度,以长者不排斥使用为佳。居所也可适当配备科技装置,如一般养老院舍常用的红外线感应门禁。

同时,与附近邻居亲友沟通长者可能走失的情况,请大家留意。

再次，科学评估长者目前的生活环境。比如，有安全隐患的地方，如没有围栏的水塘、较深的灌木丛、繁忙的路口等，要争取设置提醒标志。

最后，本书专家团队不建议特别限制长者外出的自由，而是应根据长者特征与偏好，选择性配备如上辅助设施，保障长者安全，力争达到自由与安全的伦理平衡。

4. 睡眠问题

老人嗜睡、易醒、晚上不睡要求互动，怎么办？

睡眠与认知障碍高度相关。研究表明，约有七成认知障碍患者受到不同程度睡眠中断的影响。由于睡眠是保持身体正常功能的必要条件，睡眠中断可能对患者的认知、情感和身体功能产生严重的负面影响；睡眠中断也会使认知障碍患者出现夜间游荡、认知混乱等症状，从而给护理人员带来巨大负担。目前药物治疗经常被用于缓解认知障碍患者的睡眠障碍，然而由于药物治疗往往伴随着跌倒风险增加等不良反应，采用其他更加安全有效的睡眠障碍辅助治疗日益重要。

无论是嗜睡，还是缺乏睡眠都需要调整。首先需要耐心观察长者睡眠习惯和规律，用笔记本记下每天的睡眠时间和易醒时间。睡眠时长因人而异，如果长者每天只睡 5 小时，但是精神尚可便不用担忧；如果长者睡眠时间超过 10 小时还是精神不足，便需要调整睡眠时长和调节睡眠质量。

其次，保证充足且适合长者的运动是调整睡眠的不二良方。根据观察得出长者的睡眠规律，对黑白颠倒的长者尽量增加其白天运动量，避免睡眠；对过度嗜睡的长者还可以辅以强光照干预等合并运动的方式调整其身心状况。

最后，很多照料者因为照料睡眠紊乱的认知障碍长者而心力交瘁，如果前述方法仍不奏效，则应考虑寻找专业替代照顾资源。

5. 抗拒行为——个人护理问题

长者拒绝刷牙，不配合或者拒绝洗头、洗澡、理发，外出拒绝戴口罩，怎么办？

长者对部分行为产生抗拒心理，基本都有因可寻。遇到长者不配合的情况，照料者不要急于指责或者做出负面评价，要积极寻找原因，针对原因解决问题才能治标治本，否则抗拒的情况可能反复发生。针对长者情况区别化分析和对待,在语言、语态、形体充分沟通的情况下,采取应对措施。

具体操作以拒绝沐浴为例。

首先,了解长者以前的沐浴偏好,比如时间、顺序、个人习惯等,观察沐浴环境是否存在情景障碍,比如家里沐浴间没有标志,或者示范性图片(如卡通动物冲澡的图片)。可以添加长者喜欢的标志和图片,以帮助长者建立标志、浴室和沐浴的联系,避免其产生疑问和焦虑,拒绝沐浴。

其次,尽量鼓励长者自己沐浴,如临时需照料者协助沐浴,宜先简单沟通照料者的身份和目的,令长者理解你帮他脱衣服和沐浴的原因。注意沟通一定要简单,一句话一个指令,如"拿毛巾准备洗澡"需要拆分成"拿毛巾"和"洗澡"两个任务。

再者,因为涉及身体隐私和对流水惧怕而拒绝沐浴的长者,要通过为其提供包裹身体的大浴巾、用容器浇水洗浴、提供独立沐浴的辅助设施、选择同性照顾者等方式给予其足够的安全感。

最后,对于长者沐浴的动机鼓励方面,示范胜于说教,可以见机示范自己手上、胳膊上清洗污渍的过程,以启示长者产生洗浴的意愿。

其他行为抗拒可以通过使用类似逻辑机智应对。

6. 拒绝服药

长者拒绝服药,怎么办?

拒绝服药的行为与前述其他拒绝行为排比,在应对目的上更加重要。因为服药是患者遵从医嘱、治疗疾病的重要合作行为。对于认知障碍患者而言,很多药物不宜中断,而且药物治疗需及时尽早介入。然而,由于疾病影响,长者拒绝服药的困扰又很有可能频频发生,因此引导长者配合服药,是重要的照护技巧。

第一,要准备好以平和的情绪和耐心的态度与长者沟通,了解其拒绝服药的原因。劝说服药时要注意双方的姿势,避免照料者对长者居高临下,让长者产生被威逼的感觉。

第二,如果长者拒绝服药的态度和行为比较激烈,切忌指责,更不能恶语相向。应当提醒自己这是平常的反应,必要时可以深呼吸或者短暂离开该场景来平复情绪。照料者的不耐烦或者挫折情绪会传递给长者,令他/她更加沮丧和自我放弃,甚至产生新的不合作行为。

第三,合理利用长者信赖之人(比如,医生、最亲密的亲人)的权威建议来说服长者服药,增加长者服药的意愿和配合度,避免双方冲突对立的发生。

第四,先服用重要的药物,一次一片药剂,并提供充足的饮水,避免服药的不适体验。

第五,要看着长者把药咽下,避免长者遗忘。还要注意观察长者是否因吞咽困难而吐出药片。

第六,对于为了避免服药的违抗对立行为而把药剂磨碎或者胶囊拆开混在粥饭、果汁里面服用的做法,一定要事先咨询医生,避免有些药品磨碎或者混合会发生药物的性质和状态改变。

7. 进食障碍(拒绝吃饭)

长者拒绝吃饭,喂饭就吐出来,怎么处理?

患者不知道下咽,不一定是吞咽困难,只能说是进食障碍,这个表现与疾病有关。因此,不一定强求一日三餐进食,可以在患者伸手可及的地方放一些巧克力、蔬菜干、水果块、饼干、点心等长者喜欢的食物,他们饿了自然会自己进食。

另外,检查一下是否有口腔内问题,比如溃疡、牙龈炎之类的症状,因为认知障碍患者常常无法表达自身的不适。

在技术上,为患者喂食一定要身体稍微前倾,脚踏在地上,视线平等。避免误吸、误食。

8. 做饭问题

长者喜欢烧饭,但经常忘记熄火,怎么办?

从认知障碍发展进程来看,任何有机会维持或保留长者尚有的能力都是值得努力尝试的日常干预方法。烧饭后忘了熄火看似是一件有安全隐患的事情,但如果以限制长者烧饭,甚至切断燃气的方式简单地处理,可能令长者觉得沮丧且产生负面情绪,导致弊大于利的后果。

在这种情况下,首先,家人或者照护者要保持优势视角,长者还有喜欢的事物,没有丧失对生活的兴趣,是值得庆幸的事。

其次,烹饪是一个复杂的工序,可以利用这个喜好,保有长者的日常功能。烹饪过程中的很多元素可以成为针对长者开展认知能力、日常生活功能、执行能力等相关训练的自然素材。

再次，如果家人没有时间陪伴烹饪，可以积极寻求其他专业资源和技术的辅助。比如购买专业机构服务，聘请社工、护工等专业人士固定时间陪伴长者烹饪，还可以通过安装智能厨具控制熄火功能。

最后，有很多照料者自身年事已高，看护成为负担，无法顾及。可以考虑在家庭经济条件允许的情况下，依托社区日托机构甚至全托专业机构代替照料，使亲情关系在替代性照料资源的支持下更愉悦持久。

9. 喝酒问题

长者喜欢喝酒，应该戒酒吗？

在大多数的医生看来，人应该戒酒，对于认知障碍患者而言，更应远离"酒"品。但是，改变认知障碍患者的生活习惯和个人理念又非常困难，有些长者甚至觉得无酒不欢，人生无趣。

这种情况下，首先要与长者耐心沟通，讨论饮酒于个人的意义。接着要在神经医学专家的指引下，在两害相权取其轻的原则上，确定最大饮酒安全剂量。将这个剂量告知长者，陈述利弊，请长者严格控制和遵守。

10. 忘记大小便

长者需要被提醒才去小便，怎么办？

认知障碍伴随着众多神经传导物质水平的加速降低，包括多巴胺、胆碱、血清5-羟色胺、新肾上腺激素等，这些都影响了长者的感知传导能力，使之反应迟钝。因此，原来生活习惯非常清洁的长者也可能大小便失禁，甚至乱涂大小便。这种情况令照料者负担加重，但也更令长者自身自尊受挫，感到颓丧。

可以从以下两方面尝试解决。

一方面，如果提醒长者如厕还可以奏效，是件值得高兴的事情。如果照料者不记得定时提醒长者如厕，可以借助相应工具加以辅助提醒，往往能简单可靠地解决问题。例如，日本有款畅销的小型机器人产品，很多认知障碍患者家庭都会配备，通过语音定时提醒长者如厕，很大程度上减轻了长者的尴尬和护理者的工作量。

另一方面,对于经提醒但如厕过程中尚有困难的长者,可以一步一步指导、训练和示范,使其能自主或在辅助情况下如厕。比如,保持厕所门敞开、厕所门上粘贴容易识别的标识等,夜间准备隔潮垫或者成人尿布。尽量让这件不可缺少的日常行为不过多影响长者与照料者的生活质量。

下图4-1便是在日本安养机构拍摄的小型功能性机器人,图4-2中的认知障碍老人已经在小机器人的提醒下离开座椅去上厕所了。

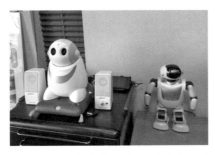 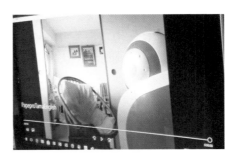

图4-1 日本安养机构小型功能机器 图4-2 提醒机器人的视频示例

11. 非正常行为

长者出现非正常行为,如坚持在马路上晒被子、莫名其妙地笑、激动大叫、吐口水、嫉妒性妄想、骂人、表现出暴力和攻击性行为,怎么办?

长者出现的这些非正常行为和情况大多与疾病相关,不宜单纯指责或者阻止。

其一,如果是习惯间歇性行为,并对集体活动或者他人生活造成困扰,则可以用适当方法干预。比如,有长者在参与机构团康活动的时候经常吐口水,则可以买来陈皮、玉米软糖切成片,开展活动前为其提供一小片含在口里,长者吮吸陈皮、含片等会忘了吐口水,长期坚持干预就可能有行为的改变。

其二,如果是突发性行为,则要分析应激原因,采用即时引导的方式转移长者注意力或者引导到僻静的场所,待其冷静后再和他/她一起探讨缘由。

其三,如果其行为已经妨害他人或者其自身人身安全,比如暴力攻击性行为,则需要立刻制止。制止该行为要在保证自身和他人人身安全基础上采取适当方法,甚至向专业人员求助。

12. 囤积行为

长者坚持出门,并且不要人跟随,即便天气恶劣也要在小区里捡塑料瓶、硬纸板、旧衣物,把家里堆得无处下脚,怎么办?

囤积行为在一部分长者中较常见,并非认知障碍患者的独有行为。解决囤积问题,第一步是要明确囤积行为背后的原因。

首先,回忆这种行为是什么时候开始的。确定是在囤积行为之后确诊的认知障碍,还是在确诊认知障碍后某一天突然开始了囤积行为。确诊之前就有囤积行为,说明囤积行为并非由认知障碍直接导致;而确诊认知障碍之后开始的囤积行为,则可能与认知障碍导致的大脑病变有关。

其次,要看囤积行为是否有明确的诱因。比如在一次激烈争吵后出现,还是没有理由地某一天突然开始囤积。也可以采用直接询问的方式,询问长者囤积的理由。在确定囤积行为背后的逻辑后,可以对症下药。

如果是因为缺乏安全感和归属感,可以通过调整屋内陈设、增加陪伴时间、定期沟通来提升长者的安全感和归属感。

如果是因为觉得生活无趣,则可以转移其注意力、培养其新兴趣(如带长者加入社区歌唱班等),增加其他活动在长者日常生活中的时间占比。

如果囤积行为对长者具有重要意义,比如与其职业或是人生的重要事件相关,那么可以寻找一种方式,让这种行为能够在安全的环境中继续下去。比如与长者协商,划定堆放范围,通过定期整理等方式,减少囤积对家庭环境的影响。当然,如果囤积行为已经发展到不可沟通的严重精神行为异常,要及时寻求神经科或心理科医生的帮助。

13. 打扰他人

长者有时候去开别人家房门,打扰到他人,经常被投诉,怎么办?

照料者在面临这种情形时,提醒自己要持平和、理解的态度,切忌用激烈、愤怒的语气质问或阻止长者。强烈的情绪可能导致长者惊惧、不安,反而使症状加重。

另外,回忆一下长者开房门发生的时间、频次,是否存在诱因,长者对开房门的解释是什么样的,以此来确定开房门这一行为背后的原因。开房门这一行为只是表象,长者可能是因为幻觉发作,或是误认家里房门,又或是与邻居交好想去串门等,但是用错了方式。针对不同的原因,具体问题具体对待。

比如因幻觉发作，则需要就医来确定诱发幻觉的原因，辅以药物治疗。

如果是因遗忘住址而认错房门，则应通过协助长者进行图片区分、亲自制作标志、亲自黏贴的方式，加深长者对住址的印象，并进行强化训练。认知障碍长者的短期记忆衰退明显，因此要反复多次地重复具体的家庭住址，必要时可以将住址写成字条让长者随身携带。

其他情形以此类推，对症下药。

14. 游荡问题

长者不自主地徘徊游荡、自言自语，且伴随重复性刻板行为（比如拔插头、拔水龙头），怎么办？

这些行为都是认知障碍的常见现象。徘徊游荡多见于疾病中期，记忆力受损，发生了定向障碍；而患者因为额颞叶、海马体等多部位神经功能受损，可能有并发精神异常，产生幻听、幻觉而自言自语。这些异常行为，尤其是夜间的无目的游荡是认知障碍患者家庭照料的难点与压力点。

首先要确定长者徘徊游荡、重复性刻板行为发生的时间、频次，是否有特定的诱因。比如，搬到新的居住环境、家庭发生重大变故、白天过于兴奋或者疲劳、有无喝酒、是否吃了某种新添加的药物等。还需判断长者在徘徊时是否意识清晰，以便排除其他并发性精神疾病的可能影响。

照料者可以与长者一起进行规律性的锻炼活动，比如固定在饭后出去散步、每天早起快走或者慢跑 2 千米等，根据长者的身体状况选择合适的锻炼方式，同时辅以合理的饮食。

除此之外，可以根据长者的兴趣爱好，在白天尽可能安排丰富的娱乐活动，增加长者生活趣味性的同时转移其关注点，选用合理方式宣泄患者的焦虑情绪和充沛体能，预防或减少游荡行为的发生。

15. 情绪变化

长者出现情绪问题，如情绪变化大、时哭时笑、沮丧消沉、低落悲观、暴躁易怒等，怎么办？

情绪与认知存在高度相关性，尤其是抑郁情绪。既可能因为抑郁和长期使用抗精神药物导致认知损伤，也可能在认知障碍中伴随出现情绪问题。情绪变化是认知障碍的伴随症状，长者可能会因为患上认知障碍，觉得生活没有希望，从而情绪低落沮丧；因为害怕遗忘、害怕因遗忘而做错事而感到焦虑；因为认知行为发生变化，对事情出现误解而愤怒等。

在长者出现情绪问题时，首先要保证照料者自身情绪平稳，不要跟患者在情绪激动时对立；如果照料者被长者情绪影响，可适时抽离。照护者需要给长者创造一个适宜的环境，通过抚摸手背、肩部等来舒缓长者情绪。不要妄断长者情绪变化的原因，认知障碍长者的逻辑与思维或许与我们想象的不同。可在长者情绪稳定后，通过平缓的语气、直接询问的方式，了解长者情绪变化的原因，耐心引导。避免使用"又怎么了？"这种带有情绪的问句，可以询问"发生了什么""什么使你不高兴"等柔和的问句，问法要简单易懂，不使用复杂问句。在长者讲述时，不要急于否定，比如当长者回答"我好像弄丢了我的表"时，指出"表没丢，还在你的手腕上"并不会让长者情绪改善，反而会让长者觉得"我竟然连这个都忘了"，从而更沮丧。

在明白情绪变化的缘由后，针对不同原因采取对应的解决方式。

1) 因为外部原因而情绪变化，可以通过消解外部原因的方式来解决，比如因为他人嘈杂的原因而发怒，可以澄清原因，缓解情绪。

2) 因为其他个人原因而发生情绪变化，则可以与长者一起练习控制情绪的办法，引导长者训练深呼吸等技巧。

3) 因为记忆力下降，总是担心自己会忘记吃药，感到很焦虑，则可以与长者一起寻找可以提醒自己吃药的方法，比如设置闹钟、贴小纸条等。将长者感到无助无力的事转变成为能够做到的事，提升长者的自我效能感，有助于避免之后再次出现类似的情绪变化。

此外，日常生活中，照料者可以通过与长者一起进行触摸训练，定时收看、收听长者喜欢的节目或者音乐，与长者一起进行规律运动，增加长者的社交能力等，都有助于长者情绪平稳。如果长者的情绪变化频次已经无法控制，应当及时就医，由专业人士判断长者状态并制订诊疗方案。

16. 猜疑问题

长者猜疑，比如怀疑有人烧房子、晚上有人敲门、钱或者物品被偷，怎么办？

当长者出现猜疑症状时，不要急于否认。首先要考虑猜疑存在的合理性，确认长者的猜疑是否确有发生。有些猜疑可能是基于长者的遗忘，比如忘记钱放在抽屉里，在钱包、口袋等地方没有找到，就怀疑钱被偷了。应对猜疑行为的第一步是认识到这不是长者自己可以控制的行为，而与长者争吵、争辩事情的真实性只会让事情变得更糟。

可以针对长者猜疑的原因采取相应的举措,消除猜疑发生的可能性。例如,当长者怀疑钱被偷了时,不要说"我已经告诉过你了,钱被你放进抽屉了,没被偷",而要和长者一起行动,安排家中的物品摆放的相对固定位置,对于常用且重要的物品,观察长者特定的摆放习惯,安置特定容器存放在一起。同时准备1个提醒贴纸,可以在房屋多处张贴,比如"钥匙——宝盒;老花镜——宝盒",提醒长者。

如果长者的猜疑是由于出现了幻觉,则需要就诊,寻求专业干预。

17. 心理压力

长者心理压力大,觉得自己是子女的负担,如何处理?

老年人有很多矛盾的心态,很多事情的处理像回到童年,容易急躁不安,控制不好情绪,希望保有个人空间,又渴求陪伴;不愿意他人照料自己,又期待他人的关注。而认知障碍长者对于子女的照料负担的认知更是如此。对于这种情况,可以分步走。

第一,在成年子女与长者的共同生活中,寻找机会提前讨论,在家庭中坦诚交流个人如何看待家庭照料这一议题,让每个家庭成员看到人生不同阶段都有被其他人照料的可能,减轻因为主观臆想导致的家人之间的隔膜与误会。其间可以讨论其他家庭的类似安排,让长者意识到老年照料是家庭生活周期中的常见事件。

第二,提前商讨和做好老年照料的经济和人力准备,有必要的话,核心人员(如兄弟姐妹)召开家庭会议,提前做好理性安排以避免后面照料工作的突然来临,并将这种安排详细解释给长者,令其明白该安排的合理性与可行性,减少长者自身的愧疚;如果有长者熟悉的同龄朋友,可以寻求他们的帮助,对长者进行开解。

第三,针对被照料认知障碍长者的难以改变的对于照料负担的认知,可以用温和的态度、眼神及手背、肩部抚触的方式舒缓长者情绪,分散其不安的感觉,让他感觉到作为照料者的子女对照料的平和心态。

第四,如果长者因为这种内疚心理产生睡眠、情绪的明显困扰,则需要先寻求心理医生帮助,看是否需要通过相应药物辅助解决睡眠等困扰,再做进一步专业介入。

18. 中晚期患者黏人、配药困难

中晚期痴呆患者不愿离开老伴,配药不方便,如何解决?

　　中晚期阿尔茨海默病老人由于记忆的逐渐丧失,导致只对最熟悉的老伴保留印象,这给患者定期配药带来了一定的麻烦。一般情况下,患者病情稳定,可继续在就近的社区卫生院配药,缩短交通距离;一旦出现病情变化,则需要老伴陪同患者及时到医院就医。

　　国家针对老龄化严重情况,也出台了相应政策。国家卫健委要求各地做好老年人家庭医生签约服务,目前各地可提供较好的服务有加强老年人用药保障和完善社区用药相关制度。设计了一系列的社区基层医疗服务,为老年人提供基本医疗卫生、健康管理、健康教育与咨询、预约和转诊、慢性病、常见病药品配备和用药指导、方便老年人就近取药,提高老年人常见病用药可及性;鼓励医疗机构发展居家社区"互联网＋用药配给""治未病"等服务;在健康管理方面,关注慢性病长期处方制度,为患有复合疾病的老年人提供"一站式"长期处方服务,减少其就医频次及多科室配药就诊的困难。这些服务设身处地想老年人所想,因为资源和人力配置的约束,尚有长足发展空间,亟待多方努力,妥善解决。

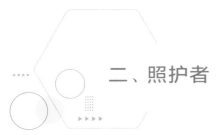

二、照护者

19. 顺从的底线问题

顺从或者哄着长者的方法,什么时候该用,什么时候该停止,有没有底线?

认知障碍患者在病程中易出现精神行为症状,有些行为看上去很无理,并反复出现,此时家属会产生困扰。首先要认识到这些状况与疾病相关,不是长者本意,呵斥、冲突没有意义,长者也会受惊不安,甚至发生新的僵持。

如果长者的行为对自身和他人没有造成伤害,在可预见的未来也不会造成伤害,并在不违背法规及基本道德原则的情况下,可以顺从长者。如果长者的行为可能或是已经给自己或他人造成困扰,甚至会造成潜在伤害,那么此时就不能顺应,可以采用示范、引导、转移注意力等方式使长者停止该行为而转向其他活动。比如长者想要切菜,在可预见的风险中,可以引导长者洗菜、择菜,既能保证长者的参与感,又能避免伤害的发生。

20. 协助训练

认知障碍长者做不好事情,很沮丧,除了做一些基本的家务,还要坚持做写字和计算的训练吗?

认知障碍长者因为执行能力弱化和其他精神与行为症状,很容易产生沮丧、抑郁、急躁等状况,从而与其他人发生冲突。

面对这种情况，首先，要厘清让长者从事一些基本家务和训练的背后逻辑与目的，是为了保留和鼓励其剩余能力，其他的训练也是如此。一旦神经性功能衰退，恢复或逆转的可能性极低，对于复杂的任务会越来越力不从心，对这个规律要做好充分的心理准备。因此，在这样的思想指导下，锻炼是个过程，结果是否成功并不重要，要用乐观豁达的态度去影响长者易受挫的情绪。

其次，训练要遵循从简原则，无论是日常行为、治疗干预等都要简单为好。很多训练越复杂越不容易坚持，尤其是对于认知障碍长者，坚持做简单的、重复的事情也是不容易的，可以辅助长者一段时间（如 1 个月）做好一件简单易操作的事情，如写日记或坚持买菜记账等日常生活任务。

再次，对于照料者自身的照料预期也要遵循适度原则。一方面，作为照料者，自身的期望要放低，要在合理估计自身精力和时间的基础上进行适度照料；另一方面，对于被照料对象的康复效果预期要适度。

因此，家务、写字和计算的安排按照上述原则灵活运用即可。

21. 情绪枯竭

照料者在照护认知障碍长者的过程中常感觉身心俱疲，耐心耗尽，应如何应对？

这种情况在照料者中非常普遍。即便是经常给自己做心理建设，对患者的情况表现有思想准备，很多照料者面临各种患者的非常规举动以及日常的变化，都易产生无力感。

首先，要在心理上接受这些患者情况变化会成为一种常态，接纳和认可自己作为一个普通人面对这些变化挑战的情绪和反应，不宜过多责怪自己。

其次，要在身体上做好准备。情绪和生理状况互相关联，如果能合理安排自我照顾，比如每天坚持 30 分钟冥想或者适宜灵活锻炼的健身操，会对照料者的自我情绪有辅助舒缓作用，从而保障照护工作的顺利开展。

最后照料者需要定期自省。例如，每周固定一个时间询问自己有没有因为照料任务给自己带来太多压力。如果意识到这一段时间压力较大，积攒了较多的负面情绪，或者关注到自己发生了较多与被照料者之间的冲突，则需要有意识地主动寻求帮助。比如，可以为自己安排喘息服务：借助日间护理机构、日托机构承担白天部分照料工作，或者安排其他照护人手、临时护工等分担一部分照护任务，调整自己的照护工作节奏和自我生活。

22. 照护力不从心

患者 24 小时离不开人，照护者很难被替代，甚至要放弃自己的工作、爱好，难以得到喘息的机会，不堪负荷，怎么办？

照护的工作从来都不轻松，也意味着很多的牺牲，加之认知障碍的发展、病征因人而异，很多照护的需求变化也难以预料。有部分患者甚至只能习惯某个熟悉特定照料者，使得照顾负担压力增大，极易令照护者颓丧。

这种情况下，首先，须积极寻求帮助，舒缓心理压力和照护压力。要清晰地意识到自己暂时的抽离和喘息是为了能更好地照料。稍稍调整照顾的节奏是有帮助的。

其次，要提供机会冷静地分析，照护负担是因为自己的不愉悦产生的，还是因为自己没有照料能力、缺乏有效的照护方法和资源导致的。

然后，根据前述分析，寻求资源、采取相应的应对方式。例如，排解情绪压力（找亲近信赖的人诉说，或与被照料者对话，倾诉苦闷）、选取其他资源照料（比如，有相关服务的民非机构、专业院舍，以上海为例，截至 2022 年底，认知友好社区试点的社区已经超过 70 个，可以根据个人需求就近咨询联系社区资源）。

最后，针对自己的判断和决策找专业人士做相应的评估。比如，美国加州某院舍给出的长期照料（包括机构照料）的决策建议是：

在以下情况下，您应该考虑相关长照服务：

您提供 24 小时持续不间断的护理或看护；

您的健康状况受到了影响；

您正受到疲惫、压力、恐惧和隔离的困扰；

您的亲人离家走失；

您的亲人不能完成日常生活功能（穿衣、淋浴和如厕）；

您的亲人需要多重的康复服务。

23. 照护关系问题

如何处理照护者与被照护者之间关系紧张的问题？照护中无法控制自己的情绪，也会影响到其他家人，如何处理？

在高强度的照护中，照护者与被照护者关系紧张几乎不可避免。情绪对立甚至冲突一旦发生，后续双方的生活都会受影响。因此，处理好照护者与被照护者的关系，对双方和家人的生活质量都非常必要。

这个问题可以从如下几方面处理。

第一,事先预防。将一段时间的照护工作的工作量加以评估,比如说详细记录1周的照护工作时间和内容,然后评估自身的照料能力是否能胜任。根据自身情况,合理地估计自身的照护工作量和承受能力,并第一时间思考和准备好照护工作的替代资源,比如,可以帮忙的亲友等,制订好临时或者长期替代预案。

第二,冷静处理。当双方情绪发生冲突的时候,情绪会互相影响,应在你们双方情绪对立的时候学会抽离。这个抽离的意识和过程也并不容易,需创造机会和其他家人之间模拟练习一下:具体做法可以回想家中任意亲人间发生冲突的场景,进行角色扮演,在争执不让的时候请其他家人按暂停键,实施互相隔离。练习几次,加以对过程的领悟,便会掌握技巧。

第三,与己和解。情绪冲突发生了,也不要过于事后责备自己或者后悔不已。要学会接受自己也是普通的凡人,情绪失控情有可原,学会与自己和解,以更饱满的状态往前走。

第四,赋权于他。此处的"他"是指被照料对象。在照护关系中,第一需要关注的是"他"这个人而不是疾病。与你生活在一起的是"人"而不是"病"。易发生冲突的情况下,要观察患者的舒适区,比如小范围与(1~2个)少数朋友交谈能让长者排除不安,则不要聚集太多人与长者交流。另外,患者的好转说到底都不是照料者能给予的,是其自身能力的康复。照料需要依赖患者自身的能力起到效用。从某种程度上讲,患者才是对抗疾病的主角。在提供一定的照料帮助时,也要注重赋权于被照料对象,看到长者在对抗疾病时的能量和精神,双方互相浇灌心灵,一起成长。

24. 照护过程漫长

阿尔茨海默病作为神经退行性疾病,目前医学界尚未有治愈手段,面对漫长的治疗照护过程,照料者该如何应对?

首先,树立正确认知。认知障碍是渐进发展的疾病,若发现及时且干预得当,可以延长从轻度到重度的进展时间。因此,照料者首先要树立对疾病的正确认知,理解疾病的发展历程,树立照护信心,接受自己和家人的角色转变。

其次,寻求和建立照护资源。照护质量会很大程度地影响长者的生理和情绪状况,因此照料者可以通过社区、网络等多种途径寻求照护资源。包括照护组织、协会、社区服务机构等，一方面，学习专业的照护知识，提升照护技能；另一方面，了解认知障碍相关的政策、专业组织、病友群等可用资源及服务，以便在有需求时能及时获得帮助；重要的是，需要将这些资源服务记录下来，尤其是电话、联系人、地址等，以便急需时备用。以上海为例，通过上海政府门户网站搜索"认知友好建设试点社区"，可知自己所居住的社区是否有该项目服务，以便咨询社区服务中心匹配相应服务资源。

再次，通过前述照护网络，寻找合适的医疗资源。坦诚与医护沟通交流，及时为患者寻求药物和非药物干预的合适方法，并遵医嘱定期评估病情发展情况。

最后，照顾好自己。照护者与被照护者是一个互相影响、频繁互动的整体，照护者自身的身体和情绪状况会直接影响到长者的生活质量和情绪。照护工作可能持久且繁琐，照护者要敏感地觉察自己的身心状态，想办法寻求资源。给自己安排一定的放松时间，在照护间隙抽出时间做一些自己喜欢的事情，比如看一本感兴趣的杂志、和朋友聚会等。注意不要让自己处于社交孤立状态，在遇到烦恼和困难时及时倾诉并寻求帮助。

25. 照护未来担忧

照护过程中对病情衰退的焦虑，照护者常常觉得用尽了力气，却无法改变患者情况越来越差的境况，如何处理？

认知障碍是一种神经退行性疾病，在没有任何干预的情况下，病程是向前发展的。与很多其他疾病一样，在被人类认识的过程中，都经历了无数对抗该疾病的医疗和其他干预实验。也与很多其他疾病一样，即使干预，也没有康复和治疗的终点，而是要在余生中与之同生共存。

因此，在题目所述的情形下，首先要"接受"，即照护者认识到疾病的发展规律。在患者确诊为认知障碍之后，逆转或者康复的可能性很小，仅在轻度认知障碍阶段通过不懈的锻炼与治疗才能有稳定病情或者恢复某些功能的可能，大多数患者或者家属都必须接受认知障碍疾病发展的客观现实。

其次要"调整"。即根据患者现在的病情具体发展阶段，在医生等专业人士的指导下合理调整预期，安排和设计符合患者和照料者个体条件特征的干预方案和治疗方法。

再次要"坚持"。在调整了疾病的预期，确定应对方案之后，先试验一段时间。如果既定方案有效，但很难坚持，可以寻求能够帮助坚持执行方案的替代资源，以更好地继续照护和生活。

26. 家庭成员意见不一致

家庭成员对治疗方案意见不一致，比如用药还是不用药、用进口的还是国产的，如何处理？

阿尔茨海默病是与年龄相关的高发疾病，所以认知障碍患者大多为老年人群，而老年患者往往合并各种心脏、肺部、肝脏、肾脏等器官的慢性疾病。因此，每一个患者存在治疗方案的个体化差异，医生或者家庭成员对于用药的方案产生异议非常正常。

但药物毕竟是医学专业范畴，建议家属在家庭讨论会的基础上，认真梳理家庭和患者的情况。比如，个体病症、个人习惯、家庭照护资源、经济状况等，在家庭成员达成共识的情况下做好书面记录，并在就医时和医生详细描述。建议产生治疗分歧时听从专科医生的意见。但是医生的评估，尤其是针对认知障碍的评估，除了测量工具和生物指标检测，患者或者家属的主述非常重要，信息缺失或者偏颇会很大程度影响医生诊断的结论。另外，对关于用药过程中的具体反应、不良反应等，家属应与医生持续沟通，认知障碍的治疗过程中通常需要动态调整用药方案。

27. 照护机构选择

长者需要进入照护机构的情况下，如何选择照护机构？

认知障碍患者照护在我国发展时间不长，很多经验来自先行老龄化的西方国家。基于有限的本土实践和国际理念，机构的环境与设施设备是照护服务的重要组成部分，同时专业照护服务、制度建设也非常重要。对于家庭而言，面临需要求助专业机构照料的情况非常常见，家属可以参照如下几方面来选择适宜的机构。

首先，看硬件。在照护环境设置方面，是否进行了适老化改造，并有利于认知障碍长者自立生活、补偿和促进尚存功能运用、减少精神行为症状的照护环境，以帮助认知障碍老年人延缓能力衰退，提升生活质量。

其次，看软件。在认知障碍照护服务上，是否倡导基于以人为本的理念和注重身心护理，服务提供是否充分尊重认知障碍老年人的人格与独特性，关注其整体身心健康和生命质量。

再次,看运营管理。是否有机构、社区、居家照护资源整合体系,照护的人手、比例,照护质量服务评估等制度是否完备。

最后,在确认前述照护机构的资质后,还要根据家庭情况选择合适的机构,比如与居住地的距离是否方便探望、价格是否在家庭经济可承受的范围内等,综合决定。

28. 求助

想要找人帮助,但是不知道找谁,没有多少朋友能让自己开口寻求帮助,怎么办?

首先,照护者有求助意识有非常积极的作用。社会支持网络是每个社会人的重要资源,尤其是在各种挑战中,社会支持网络对网络中的个体发挥着情感、技术、资金、行为等各种效用。同时社会支持常常有互惠的特性,能积极求助便是主动给予他人协助您的机会,同时也赋予助人者获得互惠性社会支持的机会,有助于社会网络形成。

其次,照护者要有求助的能力。可以尝试绘制社会支持网络图(图4-3)。

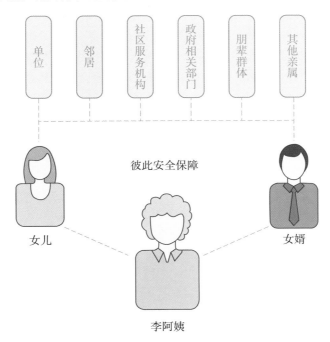

图 4-3 社会支持网络例图

操作如下：①在一张纸中央使用任意符号表示患者（如圆圈）和自己（如方块）；②用图画或线条表示自己与患者的关系；③以患者或患者与自己为中心向外辐射，画上自己在照顾患者这件事上可以想到的人、机构或社会组织；④完成作图后，按图索骥，思考其中哪些人和组织是可以提供帮助的，能提供何种帮助，而哪些人或者组织好像虽然有关系，但不能提供实际的帮助和支持；⑤将可提供帮助的对象的联系方式标注出来。这张社会支持网络图可以成为您求助的实用工具，可张贴在家里。

最后，照护者需要有意识地建立有效的社会支持。如前述步骤所示，您如果发现这些社会网络有潜力被激活，便要保持相应联系，尝试维持网络间的主体互动，使网络成为真正能发挥作用的彼此的安全保障。

29. 可用的专业支持

痴呆老人社区照顾，有哪些可用的社区医疗资源？

目前，针对长期病患的需求，医学团队正在为患者尝试提供社区照护医疗服务的延伸资源。从医学慢性全病程管理的角度来看，需要以患者为中心，建立完整的闭环和全过程的照护模式，从患者入院准备至在院的医疗照护到出院后的追踪，遵循一套系统的评估、照护、个案自我照顾能力提升的方案。通过规范制订、流程建立、信息介入等过程使得患者的照护过程连贯且完整，同时完成健康信息的数字化收集，建立和完善全病程管理的数据库、以作为医疗管理、诊疗流程改进的依据，进而更好地设计和执行医疗机构对诊疗、服务过程的质量管理。针对这些目标，需要医疗机构拓展相关专业资源，与社会力量合作，链接社区基层政府及非政府组织，保障以患者为中心的专业资源效应最大化。

综合篇

  概览：认知障碍的照护是一个需要综合医疗、康复、护理、日常照料各个方面的整体性任务。本篇以挫败感、抗拒行为、非药物干预、互联网科技为例，展示了认知障碍照料需要针对长者具体的情况和过往的经历，来调整和设计最适合长者的照护方案。

  其中，"挫败感""抗拒行为"和"非药物干预"的合集问题的原题均来源于本书的其他4篇内容，在本篇合集起始便进行了整体的介绍和导读。一方面，想要提醒各位读者照料的综合性；另一方面，也以这3个主题为例，提醒读者们在阅读此书时，针对自己感兴趣的主题，可以跨篇章阅读，进行综合的理解，然后再根据自己面临的具体情境灵活参考和运用书中的内容。

  篇尾的互联网科技合集中的4个议题，是没有在其他篇章中讨论过的。对认知干预相关智能产品感兴趣的读者可以此为基础，多加关注和探索。

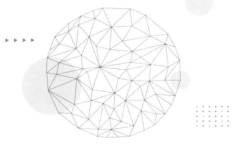

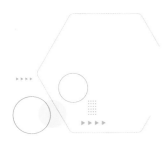

1. 挫败感合集

长者日常自理、做家务、能力训练时遇到困难,要多大程度上体谅,多大程度上坚持训练?

各位长者和家属们提到的问题里,有一系列是涉及长者因为疾病或机体的退行性变化导致日常自理、做家务等方面遇到困难。本题合并整理了各篇章里面有关此问题的题目,目的是为了方便各位读者综合把握针对此问题的应对方式,一定程度上减少各位读者在不同篇章之间反复对比阅读的负担。

首先,护理篇 25 题和康复篇 27 题,从不同的角度提出了长者因为畏难而想放弃做家务时,照护者可以采用的一些通用原则。

其次,照料篇 8 题以烧饭为场景,指出"任何有机会维持或保留长者尚有的能力都是值得努力尝试的日常干预方法"。康复篇 28 题和照料篇 20 题中,专家们提出可以通过调整训练方式、解释和调整训练目的等方式,找到最适合长者的照料和训练方案。

最后,康复篇 25 题和 26 题分别以穿衣和手指操训练为例,说明在日常的照料和训练中,如何分解动作帮助长者尽可能地维持能力,同时也展现了一个基础的动作是需要调动各方面功能的,对于长者而言确实是一种挑战。所以,照护者的体谅主要体现在理解和接纳现实的困难,从而调整照护安排,寻找更适合长者的照护方法,而不是直接放弃训练。

2. 抗拒行为合集

如何应对长者否认病情、拒绝就医、拒绝吃药、拒绝个人护理以及遇到的偏见和歧视问题?

长者和家属的提问中,有一类是关于抗拒问题的。这些行为表面看起来都是拒绝行为,但可能是不同原因造成的结果,在具体的照料中需要照护者更加耐心地去分辨,从而有针对性地应对。

康复篇 24 题和医疗篇 14 题都提到了长者否认病情、拒诊的问题,这可能是疾病本身造成的,也可能是因为病耻感的原因,具体的应对方式也有不用。

护理篇 9 题、照料篇 6 题是针对长者拒绝吃药的问题。主要是要通过不同的方式,与长者建立信任,让长者相信自己是来提供帮助的,可以用各种技巧(如,与食物融合、转移注意力),确保长者按时按量用药。

照料篇第 7 题是针对长者拒绝吃饭的问题,主要考虑能否排除吞咽困难,是否有进食障碍,是否有口腔内的问题等。

照料篇第 5 题,以沐浴为例,展示了长者拒绝个人护理时,如何通过了解其习惯和偏好,建立长者熟悉的环境,分解示范小的步骤,来帮助长者理解要做的事情,逐渐放弃对抗,配合护理。

护理篇 31 题整体回应了社会环境中对患者的歧视和偏见,并提出了倡导和改善建议。

3. 非药物干预合集

除了药物治疗外,还有什么方法可以辅助治疗,提升长者生活品质?

根据现有的医疗条件很难实现阿尔茨海默病的治愈,除了药物治疗外,一些非药物干预也可以起到辅助治疗的作用,同时提升长者的生活品质。

护理篇 27 题介绍了认知训练、音乐疗法、思维能力训练、饮食干预四大类干预方式。

此外,护理篇 24 题和康复篇 17 题也提到了如何运用怀旧疗法提升老人的生活品质。

同时,非药物干预的相关内容也可以参见专业书籍,选择适合长者的活动。

4. 互联网科技合集

有哪些针对长者的智能产品和网上学习资源?

随着科技的发展,有关养老和认知症长者的科技和智能产品也越来越多。本部分包含 4 个小题,分别介绍评估和锻炼长者认知能力的智能产品、防走失智能产品,以及一些网上的学习资源,供各位读者参考。

■ 智力评估

有没有智能产品,帮助客观评估长者的认知能力?

当前,对长者认知能力的评估多还是依靠各种传统的认知评估量表,包括 MMSE 和画钟测验。更复杂的方法,如医学上使用的正电子发射断层摄影术(positron emission tomography, PET)技术和脑脊髓液分析,虽然可以更准确地检测出即将发病的迹象,但成本高昂。下面的介绍众多产品中的一个案例。

美国加州的 Neurotrack 公司尝试研发低成本、快速、无创的测试手段。其创始人通过针对眼动可揭示认知功能的长期科学研究,研发了基于眼动追踪分析的数字认知评估工具 Neurotrack。

被测个体只须坐在自己电子设备(手机或电脑)内置的摄像头前,就可进行 5 分钟的初步测试。测试期间长者通过观察自己设备屏幕上的图像,按照指令开展一系列认知测试,其眼动轨迹会被内置摄像头记录下来。基于此,Neurotrack 对长者的信息处理速度、识别记忆、联想学习、联想记忆、抑制能力、注意力和执行力等认知能力维度进行评估,得出认知能力综合分数,并提供每一项分数的解释。

另外,Neurotrack 还开发了 30 分钟的眼动追踪测试,针对症状出现前 20~30 年,预测患上认知障碍症的可能性。

根据评估结果,Neurotrack 还提供一个多方面提高认知健康的方案,包括压力管理、社会参与、营养、认知训练、睡眠和锻炼。

总体而言,Neurotrack 通过网络和摄像头提供简单明了、自动评分和可重复的认知评估。更多相关的内容,可以参考 https://neurotrack.com/。

■ 锻炼认知能力

有没有智能产品,帮助长者锻炼认知能力?

利用科技产品服务长者认知功能恢复和锻炼,已经成为越来越多长者和家庭的诉求。《上海市智慧养老应用场景需求清单(2021年版)》明确提出"认知障碍老年人认知训练场景"对智能产品的需求。目前,有效的认知训练大多是针对某一特定认知能力进行,很难同时训练老者的多种认知能力,训练效率较低。一些普通的电子游戏虽然可训练老人的多种认知能力,但训练效果不佳。

Moto智能地砖(图5-1)是在丹麦技术大学教授 Henrik Hautop Lund 团队的带领下,与 Henning Larsen 设计师共同研发的一款用于老年人认知和身体训练的智能认知训练设备。它由1台平板电脑和10块从属地砖构成,让老人通过与智能地砖的物理交互达到训练认知能力和体育锻炼的目的。用户可通过平板电脑替老人制订适应其自身的游戏训练方案。

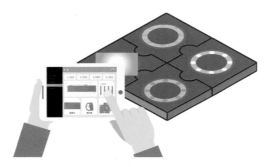

图 5-1　Moto 智能地砖示例

Moto智能地砖的玩法有趣,可以提高老人的训练主动性,且智能地砖可同时训练老人的多种认知能力,如短期记忆、反应时间等,有效地解决了特定认知训练的训练范围小、普通游戏训练效果不理想等问题。2018年,Moto智能地砖还在新加坡举行的国际养老领域"奥斯卡"会议上获得年度产品创新奖,被很多芬兰养老院采用。

再比如,英国创新公司 DeepVibes 开发的 APP 采用家庭内部交流的形式帮助、鼓励和记录认知障碍症患者和家庭成员之间的对话,并据此通过后台人工智能技术来分析患者当前的认知状况,并提供相应的照护建议。

同时,DeepVibes 还通过使用专业知识和机器学习技术,采取引导性对话的形式,使用主题卡为家庭交流提供系列回顾性问题来触发患者长期记忆。照护者只需按照卡片上的核心问题提问,鼓励亲人开始谈论过去。家人使用 DeepVibes 和认知障碍症长者谈话,可以改善长者情绪、抑郁状态和语言能力,降低家人的照护压力,建立更好的家庭关系。

目前,这些产品尚未进入中国市场,但我国也有众多创新企业通过研发设计了多种线上训练产品面市,因为上市时间较短,很多产品还在进一步改进中。更多相关的信息,可以参考 https://deepvibes.ai/。

■ 防走失

有没有基于智能产品的认知障碍长者防走失的可行方案?

目前,市场已有一些防走失的智能产品,主要是集中在监控、电子围栏和跟踪定位等功能的产品。

例如,苹果产品 AirTag 就是一款可以用来跟踪认知障碍长者的数字产品。AirTag 的设计初衷是利用 Apple 自己的"Find My"(查找我的)网络来跟踪钥匙、钱包甚至自行车等物品,后来不少人将 AirTag 放在家里认知障碍长者的口袋或包中,用来跟踪长者的位置。一旦认知障碍长者走失并迷路,照护人员或者家属就可以使用"查找我的"应用程序来定位老年人的位置。

当尝试定位时,AirTag 会向 Apple 的网络发送蓝牙信号,以便附近的 Apple 设备接收并确定其位置。AirTag 在范围内时也会发出声音,使长者更容易被找到。

AirTag 的电池寿命一般在 1 年左右,这避免了使用者经常为定位器充电的问题。

通常使用基于 GPS 的传统定位产品的时候,经常碰到的问题是家里认知障碍长者顽固地拒绝携带该产品。而 AirTag 小巧轻便,可以挂在裤子、袜子或衬衫上。也可以根据长者的情况,放在钱包或背包里。还有一个常见的地方是挂在长者的钥匙链上。为了吸引老年人携带,厂商专门设计了长者喜欢的各种样式的 AirTag 配件。

■ 学习资源

有没有网上平台,为认知障碍照护者提供学习资源?

目前,已有不少在线平台为认知障碍照护者提供学习资源。既有网站也有公众号。

微信网站可参见:
- 助爱之家 http://www.zhuaizhijia.com/zhuai/jsp/home.jsp
- 亚训(上海)商务咨询有限公司 www.stiachina.com
- 认知刺激治疗网站 http://cstdementia.com/
- 伦敦大学学院国际认知刺激治疗中心 http://www.ucl.ad.uk/

international-cognitive-stimulation-therapy

- 芬兰阿尔茨海默病研究干预中心 http://alz. org/wwfi ngers/overview. asp
- 加拿大蒙特利尔大学老年医学中心 http://www. laboansaldo. com/compas_e. html1

公众号可参见：

- 爱记忆
- 爱照护
- 黄手环行动
- 认知症优质照护
- 人本心理
- 上海尽美长者服务中心
- 幸福海马
- 福晞康乐
- Alzheimer's
- 乐知学院

例如,本书主编团队运营的"非药可助"微信公众号源于第九届林护杰出社会工作奖获奖项目——"非药可助——认知障碍友好社区建设及多元非药物干预"。

除了及时推送认知障碍症领域的相关资讯和活动消息,"非药可助"还提供了"每日打卡"功能。该功能实施的方案融合了认知训练、触摸疗法、创造性故事疗法、音乐治疗、怀旧治疗、身体锻炼、行为训练、正念治疗的序列组合,并已在上海长征医院、相关养老院和社区机构进行了阶段性实践,评估结果显示其对患者及其照料系统提供了有效支撑。

另外,与"非药可助"微信公众号配套的图书可参阅《非药·可助:认识障碍的多元非药物干预指导手册》。

附件

　　本部分呈现了本书提到的若干实用评估工具,用以测量认知障碍患者的日常生活能力、认知功能,以及照护者的压力状况。具体包括四种量表工具:日常生活能力量表、MMSE简易智能精神状态检查量表、蒙特利尔认知评估量表(MoCA)和照料者负担量表(Caregiver Burden Inventory CBI)。

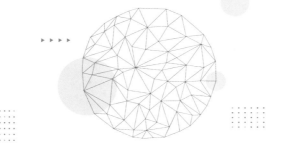

附件 1　日常生活能力量表

附表 1　ADL 量表（Barthel 指数）

序号	项目	独立	部分独立或需部分帮助	需极大帮助	完全依赖
1	进餐	10	5	0	
2	洗澡	5	0		
3	装饰（洗脸、刷牙、刮脸、梳头）	5	0		
4	穿衣（系鞋带、纽扣）	10	5	0	
5	大便	10	5（每周一次失控）	0（失控）	
6	小便	10	5（每 24 小时一次失控）	0（失控）	
7	用厕（擦净、整理衣裤、冲水）	10	5	0	
8	床椅转移	15	10	5	0
9	平地走 45 米	15	10	5	0
10	上下楼梯	10	5	0	
	总分				

评定标准	独立	轻度依赖	中度依赖	重度依赖	完全依赖
	100 分	75～95 分	50～70 分	25～45 分	0～20 分

说明：

1. 能吃任何正常饮食(不仅是软饭)，食物可由其他人做或端来。5 分指别人夹好菜后患者自己吃。

2. 5 分＝必须能独立进出浴室，自己擦洗；淋浴无须帮助或监督，独立完成。

3. 指 24～48 小时情况，由看护者提供工具，也给 5 分，如挤好牙膏、准备好水等。

4. 应能穿任何衣服，5 分＝需别人帮助系扣、拉链等，但患者能独立披上外套。

5. 指 1 周内情况。

6. 指 24～48 小时情况，插尿管的患者能独立管理尿管也给 10 分。

7. 患者能自己到厕所及离开，5 分指能做某些事。

8. 0 分＝坐不稳，须两个人搀扶；5 分＝1 个强壮的人/熟练的人/2 个人帮助，能站立。

9. 指在屋内活动，可以借助辅助工具。如用轮椅，必须能拐弯或自行出门而无须帮助。10 分＝1 个未经训练的人帮助，包括监督或看护。

10. 10 分＝可独立借助辅助工具上楼。

附件 2　MMSE 简易智能精神状态检查量表

附表 2　MMSE 简易智能精神状态检查量表

项目		记录	评分
Ⅰ 定向力 （10 分）	星期几		0　1
	几号		0　1
	几月		0　1
	什么季节		0　1
	哪一年		0　1
	省市		0　1
	区县		0　1
	街道或乡		0　1
	什么地方		0　1
	第几层楼		0　1
Ⅱ 记忆力 （3 分）	皮球		0　1
	国旗		0　1
	树木		0　1
Ⅲ 注意力和 计算力(5 分)	100 - 7 - 7 - 7 - 7 - 7 （93 86 79 72 65）		0 1 2 3 4 5
	我告诉你 3 种东西, 我说完后, 请你 重复一遍并记住, 我待会儿还会问你		0 1 2 3
	皮球、国旗、树木		

续表

项目			记录	评分
V 语言能力 (9 分)	命名能力	钢笔		0 1
		手表		0 1
	复述能力	44 只石狮		0 1
	三步命令	左手拿纸,双手对折,放在右腿		0 1 2 3
	阅读能力	念、做(把你的眼睛闭上)		0 1
	书写能力	一句完整的句子		0 1
	结构能力			0 1

总分:＿＿＿分( ) 时间:

医生签名:

操作说明

Ⅰ. 定向力(最高分:10 分)

首先询问日期,之后再针对性地询问其他部分,如"您能告诉我现在是什么季节?"每答对一题得 1 分。

请依次提问,"您能告诉我,我们在什么省市吗?"(区县? 街道? 什么地方? 第几层楼?)每答对一题得一分。

Ⅱ. 记忆力(最高分:3 分)

告诉被测试者您将问几个问题来检查他/她的记忆力,然后清楚、缓慢地说出 3 个相互无关地东西的名称(如:皮球、国旗、树木,大约 1 秒钟说 1 个)。说完所有的 3 个名称之后,要求被测试者重复它们。被测试者的得分取决于他们首次重复的答案(答对 1 个得 1 分,最多得 3 分)。如果他们没能完全记住,你可以重复,但重复的次数不能超过 5 次。如果 5 次后他们仍未记住所有的 3 个名称,那么,对于回忆能力的检查就没有意义了。(请跳到Ⅳ部分"回忆能力"检查)。

Ⅲ. 注意力和计算力(最高分:5 分)

要求患者从 100 开始减 7,之后再减 7,一直减 5 次(即 93,86,79,72,65)。每答对 1 个得 1 分,如果前次错了,但下一个答案是对的,也得 1 分。

Ⅳ. 回忆能力(最高分:3 分)

如果前次被测试者完全记住了 3 个名称,现在就让他们再重复一遍。每正确重复 1 个得 1 分。最高 3 分。

Ⅴ. 语言能力(最高分:9 分)

1. 命名能力(0～2 分):拿出手表卡片给测试者看,要求他们说出这是什么,之后拿出铅笔问他们同样的问题。

2. 复述能力(0～1 分):要求被测试者注意患者说的话并重复一次,注意只允许重复一次。这句话是"44 只石狮子",只有正确、咬字清楚的才计 1 分。

3. 三步命令(0～3 分):给被测试者一张空白的平纸,要求对方按你的命令去做,注意不要重复或示范。只有他们按正确顺序做的动作才算正确,每个正确动作计 1 分。

4. 阅读能力(0～1 分):拿出一张"闭上您的眼睛"卡片给被测试者看,要求被测试者读它并按要求去做。只有他们确实闭上眼睛才能得分。

5. 书写能力(0～1分):给被测试者一张白纸,让他们自发地写出一句完整的句子。句子必须有主语、动词,并有意义。注意你不能给予任何提示。语法和标点的错误可以忽略。

6. 结构能力(0～1分):在一张白纸上画有交叉的两个五边形,要求被测试者照样准确地画出来。评分标准:五边形需画出 5 个清楚地角和 5 个边。同时,两个五边形交叉处形成菱形。线条的抖动和图形的旋转可以忽略。

痴呆划分标准:文盲<17 分,小学程度<20 分,中学程度(包括中专)<24 分

附件 3 蒙特利尔认知评估量表

附表 3 蒙特利尔认知评估量表(MoCA)

姓名:_____ 性别:_____ 年龄:_____ 教育年限:_____

电话:_____

视空间与执行功能			得分
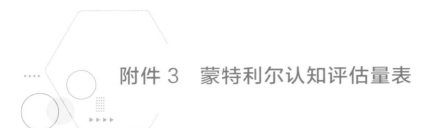	复制立方体	画钟表(11 点过 10 分)(3 分)	____/5
[ ]	[ ]	轮廓[ ] 指针[ ] 数字[ ]	
命名			
			____/3

[ ]   [ ]

[ ]

142

	视空间与执行功能							得分
记忆	读出下列词语,然后由患者重复上述过程重复2次,5分钟后回忆			面孔	天鹅绒	教堂	菊花	红色	不计分
		第一次							
		第二次							

				得分
注意	读出下列数字,请患者重复(每秒1个)	顺背〔 〕 2 1 8 5 4	/2
		倒背〔 〕 7 4 2	

	得分
读出下列数字,每当数字出现1时,患者敲1下桌面,错误数大于或等于2不给分 〔 〕5213941180621519451114190 5112	___/1

	得分
100连续减7　　〔 〕93　〔 〕86　〔 〕79　〔 〕72　〔 〕65 4～5个正确得3分,2～3个正确得2分,1个正确得1分,0个正确得0分	___/3

			得分
语言	重复:	"我只知道今天张亮是来帮过忙的人"【　】 "狗在房间的时候,猫总是躲在沙发下面"【　】	___/2
	流畅性:	在1分钟内尽可能多地说出动物的名字。〔　〕_____ (N≥11名称)	___/1

		得分
抽象	词语相似性:香蕉—桔子—水果　〔　〕火车—自行车　〔　〕手表—尺子	___/2

								得分
延迟回忆	没有提示		面孔 〔　〕	天鹅绒 〔　〕	教堂 〔　〕	菊花 〔　〕	红色 〔　〕	只在没有提示的情况下给分	___/5
选项	类别提示:							
	多选提示:							

		得分
定向	〔　〕星期　〔　〕月份　〔　〕年　〔　〕日　〔　〕地点　〔　〕城市	___/6

正常≥26/30	总分 ____/30 教育年限≤12年加1分

MoCA 量表评分指导

1. 交替连线测验

指导语:"我们有时会用'123……'或者汉语的'甲乙丙……'来表示顺序。请您按照从数字到汉字并逐渐升高的顺序画一条连线。从这里开始[指向数字(1)],从1连向甲,再连向2,并一直连下去,到这里结束[指向汉字(戊)]。"

评分:当患者完全按照"1－甲－2－乙－3－丙－4－丁－5－戊"的顺序进行连线且没有任何交叉线时给1分。当患者出现任何错误而没有立刻自我纠正时,给0分。

2. 视结构技能(立方体)

指导语(检查者指着立方体):"请您照着这幅图在下面的空白处再画一遍,并尽可能精确。"

评分:完全符合下列标准时,给1分:

- 图形为三维结构;
- 所有的线都存在;
- 无多余的线;
- 相对的边基本平行,长度基本一致(长方体或棱柱体也算正确);
- 上述标准中,只要违反其中任何一条,即为0分。

3. 视结构技能(钟表)

指导语:"请您在此处画一个钟表,填上所有的数字并指示出11点10分。"

评分:符合下列3个标准时,分别给1分:

- 轮廓(1分):表面必须是个圆,允许有轻微的缺陷(如,圆没有闭合)。
- 数字(1分):所有的数字必须完整且无多余的数字;数字顺序必须正确且在所属的象限内;可以是罗马数字;数字可以放在圆圈之外。
- 指针(1分):必须有两个指针且一起指向正确的时间;时针必须明显短于分针;指针的中心交点必须在表内且接近于钟表的中心。

上述各项目的标准中,如果违反其中任何一条,则该项目不给分。

4. 命名

指导语:自左向右指着图片问患者:"请您告诉我这个动物的名字。"

评分:每答对一个给1分。正确回答是:(1)狮子;(2)犀牛;(3)骆驼或单峰骆驼。

5. 记忆

指导语:检查者以每秒钟1个词的速度读出5个词,并向患者说明:"这是一个记忆力测验。在下面的时间里我会给您读几个词,您要注意听,一定要记住。当我读完后,把您记住的词告诉我。回答时想到哪个就说哪个,不必按照我读的顺序。"把患者回答正确的词在第一试的空栏中标出。当患者回答出所有的词,或者再也回忆不起来时,把这5个词再读一遍,并向患者说明:"我把这些词再读一遍,努力去记并把您记住的词告诉我,包括您在第一次已经说过的词。"把患者回答正确的词在第二试的空栏中标出。

第二试结束后,告诉患者一会儿还要让他回忆这些词:"在检查结束后,我会让您把这些词再回忆一次。"

评分:这两次回忆不记分。

6. 注意

数字顺背广度　指导语:"下面我说一些数字,您仔细听,当我说完时您就跟着照样背出来。"按照每秒钟 1 个数字的速度读出这 5 个数字。

数字倒背广度　指导语:"下面我再说一些数字,您仔细听,但是当我说完时您必须按照原数倒着背出来。"按照每秒钟 1 个数字的速度读出这 5 个数字。

评分:复述准确,每一个数列分别给 1 分(注:倒背的正确回答是 2 - 4 - 7)。

警觉性　指导语:检查者以每秒钟 1 个的速度读出数字串,并向患者说明:"下面我要读出一系列数字,请注意听。每当我读到 1 的时候,您就拍一下手。当我读其他的数字时不要拍手。"

评分:如果完全正确或只有一次错误则给 1 分,否则不给分(错误时是指当读 1 的时候没有拍手,或读其他数字时拍手)。

连续减 7　指导语:"现在请您做一道计算题,从 100 中减去一个 7,而后从得数中再减去一个 7,一直往下减,直到我让您停下为止。"如果需要,可以再向患者讲一遍。

评分:本条目总分 3 分。全部错误记 0 分,一个正确给 1 分,2~3 个正确给 2 分,4~5 个正确给 3 分。从 100 开始计算正确的减数,每一个减数都单独评定,也就是说,如果患者减错了一次,而从这一个减数开始后续的减 7 都正确,则后续的正确减数要给分。例如,如果患者的回答是 93 - 85 - 78 - 71 - 64,85 是错误的,而其他的结果都正确,给 3 分。

7. 句子复述

指导语:"现在我要对您说一句话,我说完后请您把我说的话尽可能原原本本地重复出来[暂停一会儿]:我只知道今天张亮是帮过忙的人。"患者回答完毕后:"现在我再说另一句话,我说完后请您也把它尽可能原原本本的重复出来[暂停一会儿]:狗在房间的时候,猫总是躲在沙发下面。"

评分:复述正确,每句话分别给 1 分。复述必须准确。注意复述时出现的省略(如,省略了"只","总是")以及替换/增加(如"我只知道今天张亮……"说成"我只知道张亮今天……";或"房间"说成"房子"等)。

8. 词语流畅性

指导语:"请您尽可能快、尽可能多地说出您所知道的动物的名称。时间是1分钟,请您想一想,准备好了吗?开始。"1分钟后停止。

评分:如果患者1分钟内说出的动物名称≥11个则记1分。同时在检查表的背面或两边记下患者的回答内容。龙、凤凰、麒麟等神化动物也算正确。

9. 抽象

让患者解释每一对词语在什么方面相类似,或者说他们有什么共性。指导语从例词开始。指导语:"请您说说桔子和香蕉在什么方面相类似?"如果患者回答的是一种具体特征(如,都有皮或都能吃等),那么只能再提示一次:"请再换一种说法,它们在什么方面相类似?"如果患者仍未给出准确回答(水果),则说:"您说的没错,也可以说它们都是水果。"但不要给出其他任何解释或说明。在练习结束后,说:"您再说说火车和自行车在什么方面相类似?"当患者回答完毕后,再进行下一组词:"您再说说手表和尺子在什么方面相类似?"不要给出其他任何说明或启发。

评分:只对后两组词的回答进行评分。回答正确,每组词分别给1分。只有下列的回答被视为正确:

火车和自行车:运输工具;交通工具;旅行用的。

手表和尺子:测量仪器;测量用的。

下列回答不能给分:

火车和自行车:都有轮子。

手表和尺子:都有数字。

10. 延迟回忆

指导语:"刚才我给您读了几个词让您记住,请您再尽量回忆一下,告诉我这些词都有什么?"对未经提示而回忆正确的词,在下面的空栏中打钩(√)作标记。

评分:在未经提示下自由回忆正确的词,每个词给1分。

可选项目:

在延迟自由回忆之后,对于未能回忆起来的词,通过语义分类线索鼓励患者尽可能地回忆。经分类提示或多选提示回忆正确者,在相应的空栏中打钩(√)作标记。先进行分类提示,如果仍不能回忆起来,再进行多选提示。例如:"下列词语中哪一个是刚才记过的:鼻子,面孔,手掌?"

各词的分类提示和/或多选提示如下:

	分类提示	多选提示
面孔：	身体的一部分	鼻子、面孔、手掌
天鹅绒：	一种纺织品	棉布、的确良、天鹅绒
教堂：	一座建筑	教堂、学校、医院
菊花：	一种花	玫瑰、菊花、牡丹
红色：	一种颜色	红色、蓝色、绿色

评分：线索回忆不记分。线索回忆只用于临床目的，为检查者分析患者的记忆障碍类型提供进一步的信息。对于提取障碍导致的记忆缺陷，线索可提高回忆成绩；如果是编码障碍，则线索无助于提高回忆成绩。

11. 定向

指导语："告诉我今天是什么日期?"如果患者回答不完整，则可以分别提示患者："告诉我现在是[哪年，哪月，今天确切日期，星期几]。"然后再问："告诉我这是什么地方，它在哪个城市?"

评分：每正确回答一项给 1 分。患者必须回答精确的日期和地点（医院、诊所、办公室的名称）。日期上多一天或少一天都算错误，不给分。

总分：把右侧栏目中各项得分相加即为总分，满分 30 分。量表设计者的英文原版应用结果表明，如果受教育年限≤12 年则加 1 分，最高分为 30 分。≥26 分属于正常。

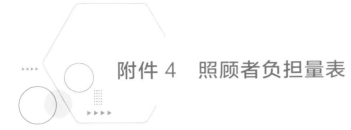

附件 4   照顾者负担量表

附表 4   照顾者负担量表（caregiver burden inventory, CBI）

此部分主要是了解您在照顾生病的亲属时对您多方面的影响。请您仔细阅读每一项叙述，根据您的真实情况做出适当的选择。

项目	非常同意	有些同意	中立态度	有些不同意	非常不同意
B1. 我觉得我没有足够的睡眠					
B2. 我觉得身体相当疲累					
B3. 我觉得照顾者工作使我生病					
B4. 我觉得我的健康受到影响					
B5. 我和我的家人相处得没有像以前一样融洽					
B6. 我以患者为耻					
B7. (已婚者回答)我觉得我的婚姻出了问题 (未婚者回答)我觉得我的终身大事受到影响					
B8. 我对患者的行为感到不好意思					
B9. 我觉得我没有把家务或工作做得像以前那么好					
B10. 我作为照顾者所做的努力并没有得到其他家人的欣赏与肯定					

项目	非常 同意	有些 同意	中立 态度	有些 不同意	非常 不同意
B11. 我觉得那些能帮忙,但又不肯帮忙的亲人让我生气					
B12. 我对自己与患者的互动感到生气					
B13. 当朋友来访见到患者,我觉得不自在					
B14. 我讨厌患者					
B15. 患者需要我协助他处理许多日常生活事务					
B16. 患者依赖我					
B17. 我必须一直注意着患者,以防他出现危险状况					
B18. 我必须协助他做许多最基本的照顾事项					
B19. 我忙于照顾患者而没有时间休息					
B20. 因照顾患者,我觉得人生有许多事情我没有经历过					
B21. 我希望我能逃离这个情境					
B22. 照顾患者的工作影响了我的社交生活					
B23. 我觉得照顾患者让我心力交瘁					
B24. 我期盼在此时事情会变得不一样了					

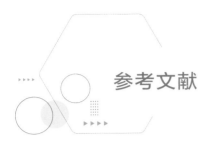

参考文献

［1］曹志娇,刘伟.老年性痴呆病人家居安全的护理干预[J].健康之路,2018,17
　　(02):186.

［2］陈虹霖,安宁.非药可助:认知障碍的多元非药物干预指导手册[M].北京:华
　　龄出版社,2020.

［3］陈棉雄,黄达坤,许旭敏,等.经皮肾镜碎石术后发热的相关因素分析[J].中
　　国内镜杂志,2018,24(04):12－16.

［4］丁红卫,王楠,张惟,等."语言与健康"多人谈[J].语言战略研究,2021,6
　　(06):79－84.

［5］董强,郭起浩,罗本燕,等.卒中后认知障碍管理专家共识[J].中国卒中杂志,
　　2017,12(6):519－531.

［6］段梅红.选对饮食模式　预防阿尔茨海默病[J].食品与健康,2022,34(09):
　　20－21.

［7］范晓琪.失智症人群的居家护理[J].养生大世界,2020,(05):68－69.

［8］顾曙光.康复训练对老年性痴呆患者认知能力的影响研究[J].中西医结合心
　　血管病电子杂志2016,4(32):192－193.

［9］郭曼杰,季红,李娜,等.怀旧疗法在老年慢性病患者中的应用研究进展
　　[J].齐鲁杂志,2022,28(9):136－139.

［10］郭梦真,赵阳,张文礼,等.个体化运动处方治疗老年高血压的疗效研究
　　[J].中华老年医学杂志,2021,40(09):1102－1106.

［11］郭曲练.临床麻醉学[M].北京:人民卫生出版社:2000.

［12］国家卫生健康委员会.关于印发医疗质量安全核心制度要点的通知[EB/

OL]. (2018 - 04 - 21)[2020 - 01 - 03]. http://www. nhc. gov. cn/yzygj/ s3585/201804/aeafaa4fab304bdd88a651dab5a4553d. shtml.

[13] 国家卫生间健康委,全国老龄办,国家中医药局. 关于全面加强老年健康服务工作的通知[J]. 中华人民共和国国家卫生健康委员会公报,2021(12): 15 - 18.

[14] Ha-kyung K,王艳霞,沈双. 发声复述及延迟时间对特定型语言障碍儿童新词命名学习的影响[J]. 中国康复理论与实践,2019,25(04):448 - 454.

[15] 郝红琳,刘秀琴,黄颜,等. 快速眼动期睡眠行为障碍与神经变性疾病的研究进展[J]. 中华神经科杂志,2009,42(11):780 - 782.

[16] 侯威:研究发现:地中海饮食与痴呆症风险降低相关[J]. 中国食品学报 2023,23(03):429 - 430.

[17] 黄辰,高晓妍,戴元富. 大学生运动习惯与抑郁的关系:心理弹性的中介作用. 第十二届全国运动心理学学术会议[C]. 中国天津,2023.

[18] 黄婧雯,孙慧敏,李敏丽,等. 个性化居家休闲活动干预对老年痴呆病人照顾者负性情绪及其照顾负担的影响[J]. 实用老年医学,2019,33(09): 862 - 865.

[19] 黄立鹤,杨晶晶. 阿尔茨海默病老年人篇章语用障碍指标构建及测定问题 [J]. 外语教学,2022,43(02):16 - 22. .

[20] 黄蓉芳,余健新. 八类药品老人服用后易摔倒[J]. 养生保健指南:中老年健康,2015,(11):1.

[21] 贾建平,等. 神经病学[M]. 8 版. 北京:人民卫生出版社.

[22] 贾建平,王荫华,章军建,等. 中国痴呆与认知障碍诊治指南(四):辅助检查及其选择[J]. 中华医学杂志,2011,91(13):867 - 875.

[23] 贾建平,等. 2018 中国痴呆与认知障碍诊治指南(四):认知障碍疾病的辅助检查[J]. 中华医学杂志,2018,98(15):1130 - 1142.

[24] 蒋利明. 康复治疗对老年血管性痴呆患者认知功能障碍影响研究[J]. 大众科技 2022,24(01):89 - 92.

[25] 李洁,王岚,赵丰雪,等. 社区老年人运动障碍综合征与轻度认知障碍发生现状及其相关性[J]. 新乡医学院学报,2022,39(07):617 - 621.

[26] 李莉. 老年人尿失禁的治疗与护理[J]. 山西医药杂志,2014,43(18): 2233 - 2236.

[27] 李强,张玉莲,林翠茹,等. 轻度阿尔茨海默病精神行为症状的临床表现特点 [J]. 辽宁中医杂志,2016,43(08):1574 - 1577.

[28] 李庆涛. 运动与认知:运动对老年人轻度认知障碍患者的效果研究进展

[J]. 内江科技,2023,44(01):76-77,16.

[29] 李永光,王道珍,沈成兴,等. 关注老年患者的听力问题,让门诊交流更顺畅[J]. 叙事医学,2022,5(03):193-194.

[30] 李尤,刘伟. 老年轻度认知障碍非药物性护理干预对策的研究进展[J]. 中国老年保健医学,2022,20(05):112-115.

[31] 李宇璇,韦铭儿,卢晓东. 帕金森病肌强直量化评估方法的研究进展[J]. 浙江医学,2021,43(11):1251-1254.

[32] Li He, Liu Jiayu, Li Shiyu. etc. 利用驾驶行为数据预测轻度认知障碍[J]. 数据分析与知识发现,2021,5(05):126.

[33] 刘景超. 盆底肌肉锻炼(PFMT)在女性压力性尿失禁中的应用进展[J]. 现代妇产科进展,2018,27(1):68-71.

[34] 刘建英,于飑荔,何明鸣. 早期康复训练联合健康教育对老年痴呆患者认知功能、生活质量和肢体功能的影响[J]. 中国老年学杂志,2022,42(07):1703-1705.

[35] 刘远文,罗婧,方杰,等. 脑卒中后执行功能障碍的评估与康复研究进展[J]. 中国康复理论与实践,2020,26(07):788-792.

[36] 刘云,吴晓球. 老年痴呆症危险因素的研究进展[J]. 医学综述,2016,22(12):2349-2352.

[37] 美霞,王敏,石正洪. 认知康复非药物干预策略研究进展[J]. 神经损伤与功能重建,2022,17(6):38-40.

[38] 强蕊. 便秘的中西医治疗进展[J]. 中国肛肠病杂志,2019,39(9):77-78.

[39] 认知训练中国专家共识写作组,中国医师协会神经内科医师分会认知障碍疾病专业委员会. 认知训练中国专家共识[J]. 中华医学杂志,2019,99(1):5. DOI:10.3760/cma.j.issn.0376-2491.2019.01.002.

[40] 上海市人民政府办公厅. 上海市人民政府办公厅关于印发《上海市促进养老托育服务高质量发展实施方案》的通知[EB/OL]. 上海市人民政府公报,2022,(06):7-14. https://www.shanghai.gov.cn/rktyfw2/20230328/0017cecfdce542edb3a7f22c9a4cd645.html

[41] 施宇,胡柜涛,陈红霞,等. 老龄化背景下跌倒的风险因素及预防措施分析[J]. 中国老年保健医学.2021.19(3):113-116.

[42] 市民政局(2020 04 27)上海市智慧养老应用场景需求清单(2020 年版)发布[EB/OL]https://www.shanghai.gov.cn/nw31406/20200820/0001-31406_1441030.html

[43] 苏自己. 记忆力下降,须区分是正常衰老还是阿尔茨海默病[J]. 人人健康,

2022,(01):30 - 31.

[44] 孙彬彬,樊双义,李志方,等. 轻度认知功能障碍及早期痴呆患者干预治疗研究进展[J]. 人民军医,2011,(S1):58 - 61.

[45] 汪娟,丁蕾,朱文婷等. 老年脑卒中患者康复治疗期心理干预的研究进展[J]. 老年医学与保健,2023,29(03):651 - 653.

[46] 汪凯,董强,郁金泰,等. 卒中后认知障碍管理专家共识2021[J]. 中国卒中杂志,2021,16(04):376 - 389.

[47] 王超. 老年痴呆患者临床护理干预方法及实施效果[J]. 中国医药指南,2022,20(05):135 - 137. DOI:10. 15912/j. cnki. gocm. 2022. 05. 040.

[48] 王海妍,孙超,张洁,等. 老年轻度认知障碍患者运动干预最佳证据总结[J],中国现代护理杂志,2022,28(08):1020 - 1026.

[49] 田甜,赵永辰. 脑脊液标记物在轻度认知障碍诊断中的应用进展[J]. 临床合理用药杂志,2016,9(7):178 - 179.

[50] 王芹,陶静,刘斐雯,等. 失用症的分类及治疗研究现状[J]. 实用医学杂志,2016,32(05):689 - 692.

[51] 王廷玉,郑玉玲,杜维豪,等. 东莞市城区老年痴呆流行病调查及相关影响因素分析[J]. 国际医药卫生导报,2014,20(4):591 - 592.

[52] 王唯,卓益民,厚玉姣,等. 盐酸多奈哌齐联合综合康复训练对老年痴呆患者认知功能、事件相关电位及血清BDNF、IGF - 1的影响[J]. 现代生物医学进展,2022,22(01):99 - 102+112.

[53] 王彦钊,韩洪燕,房铭,等. 吞咽功能障碍训练配合构音障碍训练对脑卒中后吞咽障碍的康复效果[J],国际医药卫生导报,2021,27(5):675 - 678.

[54] 王荫华. 阿尔茨海默病的临床表现与早期识别[J]. 中国全科医学,2001,4(12):937 - 939.

[55] 吴军,于芸,周青,等. 社区老年痴呆照护者体验的现象学分析[J]. 中国社会医学杂志,2010,27(4):23 - 24,31.

[56] 伍慧敏,邹细红,高景斌. 基于吞咽功能分级的安全吞咽管理应用于老年阿尔茨海默病进食困难患者的效果[J]. 中国当代医药,2020,27(10):69 - 72.

[57] 医学名词审定委员会. 物理医学与康复名词[M]. 北京:科学出版社,2014.

[58] 夏存艳. 中医综合康复护理对老年痴呆患者生活自理能力、不良情绪的影响[J]. 中国养生保健,2021,39(4):145 - 146.

[59] 熊风,赖玉清,涂嘉欣,等. 中国老年人群睡眠障碍流行特征的Meta分析[J]. 中国循证医学杂志,2019,19(4):398 - 403.

[60] 徐春芸. 居家阿尔茨海默病患者护理依赖现状及影响因素分析[J]. 护理与康

复,2020,19(11):10-13,19.

[61] 晏瑛,杨金华,刘霞.健康教育对门诊复发性抑郁症服药依从性影响研究[J].西部医学,2012.24(6):1107-1109.

[62] 曾云霞.卧床老年患者压力性损伤危险因素及预防护理措施[J].国际护理学杂志,2021,40(13):2345-2348.

[63] 张玲,田然.计算机辅助认知训练对脑卒中后不同程度认知障碍康复疗效的影响[J].临床医药文献电子杂志,2020,7(36):61,65.

[64] 张霄琼,张娟,张丝丝,等.正中神经电刺激联合计算机辅助认知训练治疗脑卒中后认知功能障碍的效果[J].中国医药导报,2021,18(26):73-76.

[65] 张亚斌,苟玲,裴菊红等.老年人尿失禁危险因素的 Meta 分析[J].中国护理管理,2020,20(06):872-880.

[66] 郑淑锋.预防老年痴呆[J].开卷有益-求医问药,2023,402(05):14.

[67] 中华医学会糖尿病学分会.中国 2 型糖尿病防治指南(2017 年版)[J].中国实用内科杂志,2018,38(04):292-344.

[68] 中华医学会神经外科学分会,中华医学会神经病学分会,中国神经外科重症管理协作组.中国特发性正常压力脑积水诊治专家共识(2016)[J].中华医学杂志,2016,96(21):1635-1638.

[69] 中国营养学会.中国居民膳食指南[M].北京,人民卫生出版社,2022.

[70] 周路路,陆嫒,刘亚林,等.轻度认知障碍非药物治疗研究进展[J]中国全科医学,2021,24(31):4027-4031.

[71] 周陶然.采用实际体重或理想体重代入 Cockcoft-Gault 公式计算肌酐清除率准确性的比较[J].药学服务与研究,2017,17(6):410-418,436.

[72] 周文杰,阳晓丽,程鹏飞,等.海口市某三级甲等医院老年住院患者自理能力和认知功能现状调查及其相关性分析[J].中华老年多器官疾病杂志,2021,20(6):425-429.

[73] 贾建平,王荫华,章军建,等.2018 中国痴呆与认知障碍诊治指南(一):痴呆及其分类诊断标准[J].中华医学杂志,2018,98(13):965-970.

[74] Albright T S, Gehrich A P, Davis G D, et al. Arcus tendineus fascia pelvis: a further understanding [J]. A J Obstet Gynecol, 2005,193(3 Pt 1):677-681.

[75] Bull F. C., Al-Ansari S. S., Biddle S, et al. World Health Organization 2020 guidelines on physical activity and sedentary behavior [J]. Brit J Sport Med, 2020,54(24):1451-1462.

[76] DI X., SHI R., DIGUISEPPI C., et al. Using naturalistic driving data to

predict mild cognitive impairment and dementia: Preliminary findings from the longitudinal research on aging drivers (LongROAD) study [J]. Geriatrics, 2021,6(2):45.

[77] GBD 2019 Dementia Forecasting Collaborators. Estimation of the global prevalence of dementia in 2019 and forecasted prevalence in 2050: an analysis for the Global Burden of Disease Study 2019 [J]. The Lancet Public health, 2022,7(2):e105 - e125.

[78] F. YU, VOCK D. M., ZHANG L., et al. Cognitive effects of aerobic exercise in Alzheimer's disease: a pilot randomized controlled trial [J]. J Alzheimers Dis, 2021,80(1):233 - 244.

[79] GARBER C. E., BLISSMER B., DESCHENES M. R., et al. Quantity and quality of exercise for developing and maintaining cardiorespiratory, musculoskel etal, and neuromotor fitness in apparently healthy adults: guidance for prescribing exercise [J]. Medicine & Science in Sports & Exercise, 2011,43(7):1334.

[80] LIVINGSTON G., SOMMERLAD A., ORGETA V., et al. Dementia prevention, intervention, and care [J]. Lancet, 2017,390(10113):2673 - 2734.

[81] HARTESCU I., MORGAN K. Regular physical activity and insomnia: an international perspective[J]. J Sleep Res, 2019,28(2):e12745.

[82] HJETLAND G. J., KOLBERG E., PALLESE S. et al. Ambient bright light treatment improved proxy-rated sleep but not sleep measured by actigraphy in nursing home patients with dementia: a placebo-controlled randomised trial [J]. BMC Geriatr, 2021(312):21.

[83] JENCKS S. F., WILLIAMS M. V., COLEMAN E A. Rehospitalizations among patients in the Medicare fee-for-service program [J]. N Engl J Med, 2009,360(14):1418 - 1428.

[84] JONGSIRIYANYONG S., LIMPAWATTANA P. Mild cognitive impairment in clinical practice: a review article. Am J Alzheimers Dis Other Demen, 2018,33(8):500 - 507.

[85] KUO C. C., CHEN S. C., WANG J. Y., et al. Effects of Tai-Chi Chuan practice on patterns and stability of lower limb inter-joint coordination during obstructed gait in the elderly [J]. Front Bioeng Biotechnol, 2021, 9: 739722.

[86] LAW L. L., BARNETT F., YAU M. K., et al. Effects of combined cognitive and exercise interventions on cognition in older adults wit and without cognitive impairment: a systematic review [J]. Ageing Res Rev, 2014,15:61 - 75.

[87] LIM M. Y. L. & LOO J. H. Y. Screening an elderly hearing impaired population for mild cognitive impairment using Mini - Mental State Examination (MMSE) and Montreal Cognitive Assessment (MoCA) [J]. International Journal of Geriatric Psychiatry, 2018,33(7):972 - 979.

[88] LIVINGSTON G., HUNTLEY J., SOMMERLAD A., et al. Dementia prevention, intervention, and care: 2020 report of the Lancet Commission. Lancet [J]. 2020,396(10248):413 - 446.

[89] LI Z., PENG X., XIANG W, et al. The effect of resistance training on cognitive function in the older adults: a systematic review of randomized clinical trials [J]. Aging Clin Exp Res, 2018,3(11):1259 - 1273.

[90] MACE N. L. & RABINS P. V. The 36-hour day — A family guide to caring for people who have Alzheimer disease and other dementias [M]. Baltimore Johns Hopkins University Press, 2021.

[91] NASSAN M., VIDENOVIC A. Circadian rhythms in neurodegenerative disorders [J]. Nat Rev Neurol, 2022,18(1):7 - 24.

[92] OMIYA T., KUTSUMI M., & FUKUI S. Work, leisure time activities, and mental health among family caregivers of the elder people in Japan [J]. Healthcare, 2021,9(2):129.

[93] SHAN S., VANCLAY F., COOPER B. Improving the sensitivity of the Bar the Index for Stroke rehabilitation. [J]. JC lin Epidemiol, 1989,42(8): 703 - 709.

[94] SWANSON C. M., BLATCHFORD P. J., STONE K L., et al. Sleep duration and bone health measures in older men [J]. Osteoporos Int, 2021, 32(3):515 - 527.

[95] TOLOSA E., GARRIDO A., SCHOLZ S. W., et al. Challenges in the diagnosis of Parkinson's disease. Lancet Neurol [J]. 2021, 20 (5): 385 - 397.

[96] YE X., ZHU D., CHEN S., et al. The association of hearing impairment and its severity with physical and mental health among Chinese middle-aged and older adults [J]. Health Qual Life Out, 2020,18(1):155.

［97］ YURUBE T., ITO M., TAKEOKA T., et al. Possible improvement of the sagittal spinopelvic alignment and balance through "locomotion training" exercises in patients with "locomotive syndrome": a literature review ［J］. Advances in Orthopedics, 2019,2019(3):1 - 7.

图书在版编目(CIP)数据

认知症照护跨学科实践指南/陈虹霖,尹又主编. —上海:复旦大学出版社,2024.6
(百岁人生系列)
ISBN 978-7-309-17171-6

Ⅰ.①认⋯　Ⅱ.①陈⋯ ②尹⋯　Ⅲ.①阿尔茨海默病-护理　Ⅳ.①R473.74

中国国家版本馆 CIP 数据核字(2024)第 001911 号

认知症照护跨学科实践指南
陈虹霖　尹　又　主编
责任编辑/王　瀛

复旦大学出版社有限公司出版发行
上海市国权路 579 号　邮编:200433
网址:fupnet@ fudanpress. com　http://www.fudanpress. com
门市零售:86-21-65102580　团体订购:86-21-65104505
出版部电话:86-21-65642845
上海丽佳制版印刷有限公司

开本 787 毫米×1092 毫米　1/16　印张 11.5　字数 194 千字
2024 年 6 月第 1 版
2024 年 6 月第 1 版第 1 次印刷

ISBN 978-7-309-17171-6/R · 2072
定价:68.00 元